Ein Kochtopf voll Gesundheit

STYRIA
BUCHVERLAGE

Wien – Graz – Klagenfurt

ISBN 978-3-7088-0759-1

Bücher des Kneipp Verlages gibt es
in jeder Buchhandlung und unter
www.kneippverlag.com

www.facebook.com/KneippVerlagWien

Fotos:
Coverfoto: AdobeStock
Peter Barci: alle Rezeptfotos
iStock: S. 12
Moorheilbad Harbach: S. 19, 138
Gesundheits- und Kurhotel Badener Hof: S. 15, 141
Lebens.Resort.Ottenschlag: S. 21, 142
Herz-Kreislauf-Zentrum Groß Gerungs: S. 139
Gesundheitsresort Königsberg Bad Schönau: S. 140
Lebens.Med Zentrum St. Pölten: S. 143
Lebens.Med Zentrum Bad Erlach: S. 144

Cover: Nina Kaiser
Grafikdesign: linea.art, Wien
Lektorat: Mag. Christine Dobretsberger, Mag. Waltraud Wetzlmair-Zechner

Druck und Bindung: DZS Grafik, d.o.o.
Printed in the EU
7 6 5 4 3 2 1

Anmerkung:
Aus stilistischen Gründen und aus Gründen der leichteren Lesbarkeit wurde bei der Beschreibung von Personen die männliche Form verwendet. Gemeint sind damit aber stets Frauen und Männer.

Wolfgang Exel und Karin Rohrer

Ein Kochtopf voll Gesundheit

Mit Rezeptfotos von Peter Barci

KNEIPP
VERLAG WIEN

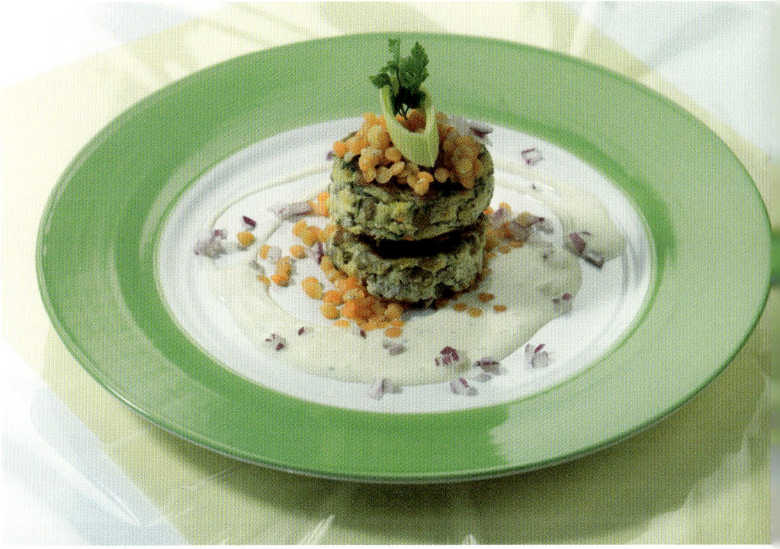

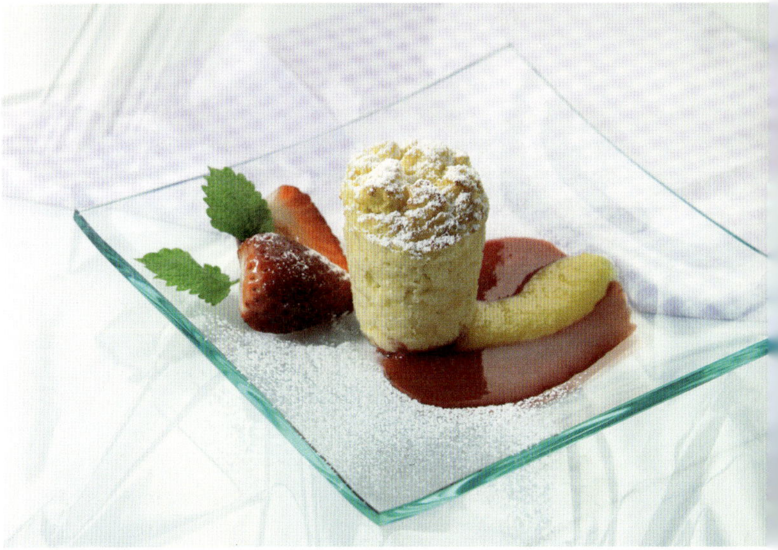

Einleitung

Die Kosten für ernährungsbedingte Krankheiten belaufen sich in Österreich pro Jahr auf rund drei Milliarden Euro. Tendenz steigend. Eine Schätzung zwar nur, aber eine sehr realistische, wie die Ärzte bestätigen werden. Wobei die Ursache sicher nicht Informationsmangel sein kann! Wir alle wissen in groben Zügen, was man unter gesunder Ernährung versteht und welche Fehler leider in allzu vielen Fällen begangen werden. Das Grundsätzliche lässt sich recht kurz formulieren: Wir ernähren uns zu fett und zu süß!

Natürlich essen wir auch zu viel. Zudem verteilen wir die wichtigsten Nahrungsbausteine – Kohlenhydrate, Fett und Eiweiß sowie Vitamine, Mineralstoffe und Spurenelemente – häufig unausgeglichen. Vom einen zu wenig, vom anderen zu viel. Die traurigen Folgen heißen Übergewicht und viele daraus resultierende Krankheiten. Vor allem Stoffwechselleiden sind deutlich im Vormarsch. Gab es nach dem Krieg kaum Diabetiker und Gichtkranke, so explodierte die Zahl der Zuckerkranken in den folgenden Jahren förmlich. Heute gehen wir in Österreich von rund einer halben Million Diabetikern (vom Typ 2) aus. Hier wird aber noch eine gewaltige Dunkelziffer der noch nicht „entlarvten" Kranken hinzuzurechnen sein.

Dass unserem Herzen unter anderem eine unausgewogene oder einseitige Ernährung nicht guttut, kann ebenfalls schon aus der Statistik abgelesen werden. Herz-Kreislauf-Erkrankungen sind in den westlichen Nationen nach wie vor die Todesursache Nummer 1. Überernährung spielt diesbezüglich ebenfalls eine wesentliche Rolle. Wenn auch nicht die einzige, das steht wohl fest. Denn Rauchen, zu viel Alkohol, Stress und Bewegungsmangel tragen natürlich ebenfalls das Ihre bei. „Verkalkte" und damit verengte Blutgefäße hängen zweifelsohne in hohem Maße mit ungünstigen Ernährungsgewohnheiten zusammen.

Da hilft es nichts, sich auf die Genetik auszureden. Sie ist freilich als Risikofaktor nicht zu leugnen. Aber trotz erblicher Veranlagung gelingt es in den meisten Fällen doch, über eine ausgewogene, ballaststoffreiche und fettmodifizierte Kost eine Verbesserung der Blutparameter zu erreichen. Oft auch mit medikamentöser Unterstützung, aber Tabletten können gewiss nicht jedes Problem alleine lösen.

Verengte Blutgefäße behindern die Zufuhr von Blut und damit Sauerstoff sowie Nährsubstanzen zum Herzmuskel, zum Hirn-, Nieren- und zu jedem anderen Gewebe. Die Folgen kennen wir: Herzinfarkt, Hirnschlag, Nierenversagen, Erblindung, Impotenz, absterbende Gliedmaßen. Wir wissen das alles und fürchten uns auch davor. Leider reicht die Angst in vielen Fällen nicht aus, die Ernährung entsprechend umzustellen. Vielleicht, weil es so schwer ist, bei der Menüwahl allen Anforderungen gerecht zu werden? Glauben Sie uns – es ist im Grunde gar nicht schwer. Aus gesunden Nahrungsmitteln lassen sich die köstlichsten Speisen zaubern!

Das beweisen zum Beispiel die Köche der „Beste Gesundheit-Partnerbetriebe". Im Gesundheitsresort Königsberg Bad Schönau, im Gesundheits- und Kurhotel Badener Hof oder im Moorheilbad Harbach etwa essen die Gäste Speisen, die ihren vorgeschädigten Gelenken guttun oder Gefäßverengung und rheumatischen Beschwerden entgegenwirken. Nun stellt sich natürlich die Frage: Gibt es überhaupt eine Antirheumadiät? Nein, denn Rheumatismus ist eine sogenannte Autoimmunerkrankung, die man nur mit modernen Medikamenten ursächlich behandeln kann. Aber Symptome lindern kann man mit einer speziellen Ernährungsweise auf jeden Fall.

Jeder Mensch, der an rheumatischen Beschwerden leidet, kann leicht selbst feststellen, wie sich seine Beschwerden verstärken, wenn er übergewichtig ist, viele Süßigkeiten in sich hineinstopft und sich darüber hinaus hauptsächlich von Fleisch und Wurst ernährt. Eventuell noch hinuntergespült mit Bier und Wein. Betroffene können eine einfache Gegenprobe machen: Ernähren Sie sich nur eine Woche lang vorwiegend pflanzlich – mit reichlich Salaten und Gemüse, zwei Obstportionen täglich und mit weitgehendem Verzicht auf Zucker, gesüßte Speisen und Getränke. Trinken Sie zudem keinen Alkohol, dafür Kräutertees und ganz normales Leitungswasser. Sie werden staunen, wie rasch es Ihnen deutlich besser geht!

Dass eine gesunde und ausgewogene Ernährung einer der wichtigsten Lebensstil-Faktoren ist, beweist auch das Programm „Gesundheitsvorsorge Aktiv". Dabei werden im Moorheilbad Harbach, im Gesundheitsresort Königsberg, im Gesundheits- und Kurhotel Badener Hof sowie im Lebens. Resort Ottenschlag Patienten noch besser motiviert, auch ihren alltäglichen Speiseplan gesünder und abwechslungsreicher zu gestalten.

Im Herz-Kreislauf-Zentrum Groß Gerungs wird für Patienten gekocht, die bereits einschlägige Probleme haben. Aber auch für Menschen, die diese Probleme vermeiden möchten. Was spricht eigentlich dagegen, schon daheim mittels wohlschmeckender Rezepte vorzubeugen bzw. die ärztliche Behandlung bestmöglich durch „maßgeschneiderte" Kost zu unterstützen?

In diesem Sinne werden Sie in diesem Buch eine Fülle von Anregungen finden, wie man Herz und Kreislauf auch über die Ernährung kräftigen bzw. entlasten kann – ausgearbeitet von Diätologinnen und Köchen der „Beste Gesundheit-Partnerbetriebe" und in einfache, aber köstliche Rezepte verpackt.

Zu den modernen Plagen gehören auch die Folgen von Stress. Kaum jemand hat nicht schon mindestens einmal in seinem Leben an seelischen Störungen wie depressiver Verstimmung, Nervosität und Gereiztheit oder gar völliger Erschöpfung gelitten. Das Burn-out-Syndrom stellt ein zunehmendes gesellschaftliches Problem dar, das sich aus der generellen Überbelastung von Körper und Seele ergibt.

Im Lebens.Resort Ottenschlag und im Gesundheitsresort Königsberg werden Menschen mit Erschöpfungssyndromen unterstützt, ihre Lebensfreude wiederzufinden. Neben modernen, ganzheitlichen Behandlungsmethoden und einem umfassenden therapeutischen Angebot spielt auch die bewusste, gesunde Ernährung eine wichtige Rolle im Behandlungsprogramm.

Tatsächlich gibt es in unserer Nahrung Substanzen, die sich gezielt auf das Nervenkostüm auswirken. Bestimmte Vitamine, aber auch andere Bausteine tragen dazu bei, sich seelisch wieder fit zu fühlen. Im Rahmen eines Rehabilitationsaufenthalts erhält man sozusagen die Initialzündung. Aber die einschlägigen Vitalstoffe braucht man das ganze Jahr über! Wie Sie diese „tanken" können, erfahren Sie im Rezeptteil dieses Buches.

Ein weiterer Schwerpunkt im Lebens.Resort Ottenschlag ist dem Stoffwechsel gewidmet. Von Diabetes war schon die Rede. Dieser Volkskrankheit wird ganz besonders Rechnung getragen. Aber auch erhöhte Harnsäurespiegel machen krank: Gicht als Folge davon bezeichnete man früher als „Krankheit der Könige". Und zwar deshalb, weil neben erblicher Veranlagung hauptsächlich allzu üppiges Essen dazu beigetragen hatte, dass sich Gelenke äußerst schmerzhaft entzündeten und im weiteren Verlauf auch oft die Nieren schwer geschädigt wurden.

Heute betrifft Gicht keineswegs mehrheitlich die Reichen. In einem wohlhabenden Land wie Österreich ist es leicht möglich, mit übermäßiger Ernährung und ungünstigem Trinkverhalten eine Ablagerung von Harnsäurekristallen hervorzurufen. Genau das ist der Ausgangspunkt für die Beschwerden.

In der Rehabilitation bei Krebs sollten wie im Lebens.Med Zentrum Bad Erlach Ernährung und Genuss einen sehr hohen Stellenwert haben, da die Krebstherapie nicht zuletzt durch einen guten Ernährungszustand positiv beeinflusst werden kann. Eine ausreichende und ausgewogene Ernährung, d. h. eine optimale Versorgung mit Energie (Eiweiß, Kohlenhydraten, Fett), Vitaminen, Mineralstoffen und Spurenelementen, ist dafür notwendig.

Bevor wir ins Detail gehen und konkrete gesundheitliche Probleme und ihre Beziehung zur Nahrung etwas näher beschreiben, wollen wir noch kurz einige allgemeine Regeln in Erinnerung rufen:

- Für bewusste, ausgewogene Mahlzeiten mit gezielten Essenspausen sorgen, keine üppigen Mahlzeiten am Abend.
- Sich Zeit lassen beim Essen, gut kauen und damit das Bewusstsein für sein Essverhalten stärken.
- Nie einseitig ernähren! Der Mensch ist ein Allesesser. Wenn man ihm Nahrungsbausteine vorenthält, leidet er an Mangelerscheinungen, die oft nicht als solche erkannt werden. Ernähren Sie sich also immer abwechslungsreich.

Diese einfachen Richtlinien sollten ohne große Mühe einzuhalten sein. Ein Effekt stellt sich meistens recht rasch ein: Man merkt, dass die zugeführten Nährstoffe besser vertragen werden als vorher.

Wir wollen Ihnen mit diesem Buch jedenfalls einen schmackhaften Weg weisen, um gesund zu werden bzw. – noch besser – zu bleiben.

Karin Rohrer
Dr. Wolfgang Exel

Die „Beste Gesundheit-Partnerbetriebe":
Moorheilbad Harbach
Herz-Kreislauf-Zentrum Groß Gerungs
Gesundheitsresort Königsberg Bad Schönau
Gesundheits- und Kurhotel Badener Hof
Lebens.Resort Ottenschlag
Lebens.Med Zentrum Bad Erlach
Lebens.Med Zentrum St. Pölten

Herzerfrischende Ernährung

Die Ernährungsweise hat sowohl bei der Entstehung als auch bei der Behandlung von Herz- und Gefäßerkrankungen eine wesentliche Bedeutung. Das bestätigt Prim. Univ. Doz. Dr. Sebastian Globits, ärztlicher Leiter des Herz-Kreislauf-Zentrums in Groß Gerungs im Waldviertel. In erster Linie sollte die Auswahl der Speisen und Getränke abwechslungsreich sein. Allerdings gibt es einige besondere Bewertungen hinsichtlich des Themas.

Wer sich herzfreundlich ernähren will, hat es eigentlich gar nicht schwer. Er muss lediglich darauf achten, den Bauchumfang gering zu halten, und die Blutfette (Cholesterin, Triglyzeride) unter Kontrolle zu haben. Viele werden jetzt entweder lachen oder erbost reagieren: Das soll leicht sein? Nicht zunehmen oder gar abnehmen? Fett einsparen, das dem Essen doch erst den guten Geschmack verleiht? Natürlich ist es leicht – man muss nur wirklich wollen! Leider entsteht guter Wille meistens erst aus schmerzhafter Erfahrung, wenn es bereits Probleme gibt.

Es wird empfohlen, vor allem auf die Fettqualität und auch auf die Fettquantität, sprich die Fettmenge, zu achten. Während gesättigte Fette aus tierischen Produkten und gehärtete Fette aus Fertigprodukten in der Ernährung vermindert werden sollen, wird die Einnahme von Ölsäure, Alpha-Linolensäure aus hochwertigen Ölen und Omega-3-Fettsäuren aus Fisch empfohlen. Ein Schwerpunkt sollte auch auf Ballaststoffe aus Getreide, Gemüse und Obst gelegt werden. Hülsenfrüchte wie Bohnen, Linsen oder Erbsen sind beispielsweise besonders reich an wertvollen Ballaststoffen zur Unterstützung der Verdauung und des Stoffwechsels. Ebenfalls sehr wichtig: deutlich weniger Salz zuführen. Wir nehmen eindeutig zu viel Salz zu uns! Da es in hohem Maß in Fleischwaren, Fischkonserven, Fertigprodukten und Brot enthalten ist, essen wir schon unbewusst ausreichend Kochsalz. Wer dann auch noch kräftig nachsalzt, kommt – laut einer Untersuchung – auf das Fünf- bis Zehnfache des empfohlenen Tagesbedarfs. Prim. Univ. Doz. Dr. Sebastian Globits empfiehlt: „Wird Kochsalz in großen Mengen verwendet, kann das die Entstehung von Wasseransammlungen (Ödemen) begünstigen. Bluthochdruckpatienten etwa profitieren deutlich von einer Einschränkung des Salzkonsums auf drei Gramm Kochsalz täglich. Es senkt den Blutdruck bzw. verbessert auch die Wirksamkeit vieler einschlägiger Medikamente."

Als Würze bieten sich zahlreiche gesunde Kräuter an, die auch in unserem Rezeptteil reichlich zu finden sind.
Milch- und Milchprodukte gehören täglich auf den Speiseplan. Milchprodukte liefern mit Abstand den höchsten Gehalt an Kalzium, das unter anderem für die Festigkeit der Knochen verantwortlich ist. Einen weiteren wichtigen Beitrag zur Gesundheit – auch des Herzens – leisten zwei wöchentliche Fischportionen, die durch zwei bis drei Fleisch- oder Wurstportionen und zwei bis drei Eier pro Woche ergänzt werden. Natürlich gelten diese Richtlinien nicht nur für bereits „verwarnte" Personen. Vielmehr sollte jeder, der Herz-Kreislauf-Krankheiten vorbeugen möchte (und wer möchte das nicht?) die genannten Punkte berücksichtigen.

Die Ernährungsempfehlungen sind zwar ein zentraler Punkt, um Herzerkrankungen positiv entgegenzuwirken, aber nicht der einzige. Nicht zu rauchen, sich mehr zu bewegen und vermeidbaren Stress auch tatsächlich zu vermeiden, gehören auch dazu. Fachleute sprechen von „Lebensstilmedizin", die es verstärkt zu berücksichtigen gilt. Dazu gehört massive Aufklärung. Diese sollte bereits in der Schule oder – noch besser – im Kindergarten erfolgen.

Im folgenden Abschnitt werden die Grundsätze einer herzfreundlichen Ernährung vorgestellt.

1. Zunächst geht es um eine Verminderung der Gesamtfettmenge sowie um eine Reduzierung der gesättigten Fettsäuren. Hauptlieferanten für Fett und gesättigte Fettsäuren sind in lockerer Reihenfolge: Kokosfett, Butter, Vollmilch, Schlagobers, die meisten Käsesorten (Ausnahme: Magerkäse), sichtbares Fett in Wurstwaren oder Schweine- und Rindfleisch.

2. Demgegenüber ist die Aufnahme von Nahrungsmitteln mit hohem Eiweißgehalt und wenig gesättigten Fettsäuren ausdrücklich wünschenswert. Enthalten sind diese beiden Bausteine beispielsweise in magerem Fleisch wie Geflügelfleisch, Kalbfleisch, Schweinefleisch (wie z. B. Lungenbraten), Rindfleisch (wie z. B. Tafelspitz) und Wildfleisch , in mageren Milchprodukten und Käsesorten, in Fisch und Hülsenfrüchten.

3. Die Nahrung muss unbedingt mehr zusammengesetzte (komplexe) Kohlenhydrate enthalten als in der herkömmlichen Ernährung üblich. Von besonderer Bedeutung ist eine ausreichende Ballaststoffzufuhr. Diese wertvollen Nahrungsbestandteile finden wir in Vollkorngetreideprodukten, Früchten und Gemüse sowie in Hülsenfrüchten.

4. Einfach und mehrfach ungesättigte Fettsäuren sollten öfter auf dem Speiseplan zu finden sein: Oliven-, Raps-, Walnuss-, Lein-, Leindotter- und Hanföl etwa. Natürlich sind auch alle daraus hergestellten Produkte empfehlenswert.

Hohen Stellenwert bei der Behandlung und Vorbeugung von Herz-Kreislauf-Erkrankungen hat der Abbau von Übergewicht. Überernährung und Bewegungsmangel haben in unseren Breiten dazu geführt, dass ein Gutteil der Bevölkerung übergewichtig ist. Das betrifft leider auch schon sehr viele Kinder. Und in der Jugend wird der Grundstein für die Verkalkung von Blutgefäßen gelegt, die zu Herzinfarkt und Hirnschlag führen können!

Beim Abnehmen gibt es viele Wege ans Ziel. Manche sind gut, andere weniger. Das muss jeder für sich selbst herausfinden. Eine allseits bewährte Methode ist jedoch das System „Schlank ohne Diät", das vor vielen Jahren in Zusammenarbeit mit dem Institut für Sozialmedizin an der Universität Wien (Vorstand: Prof. Dr. Michael Kunze) entwickelt worden ist. Die Basis ist gleichsam ein Spiel. Man lernt mit Hilfe dieses Spieles ganz einfach, bewusst zu essen, jeden Bissen zu registrieren. Daraus ergibt sich automatisch eine mitunter geradezu gewaltige Einsparung an Kalorien. Und das ohne schmerzhaften Verzicht! Man muss die angebissene Torte nicht schamhaft zurück auf den Teller legen. Man darf sich auch durchaus auf das Mittag- und Abendessen freuen. Selbst Süßigkeiten und maßvoll genossener Alkohol sind kein Problem. Denn dieses Schlankheitsprogramm ist eigentlich kein Programm (das würde nach „Muss“ klingen), sondern wirklich ein Spiel, das man erfolgreich absolvieren kann.

Die in diesem Buch unter der Kategorie „Herz“ entsprechend ausgewiesenen Rezepte sind darauf abgestimmt, bei Vorschäden weitere Ernährungsfehler zu vermeiden. Gesunde suchen sich einfach aus, was ihnen besonders schmeckt.

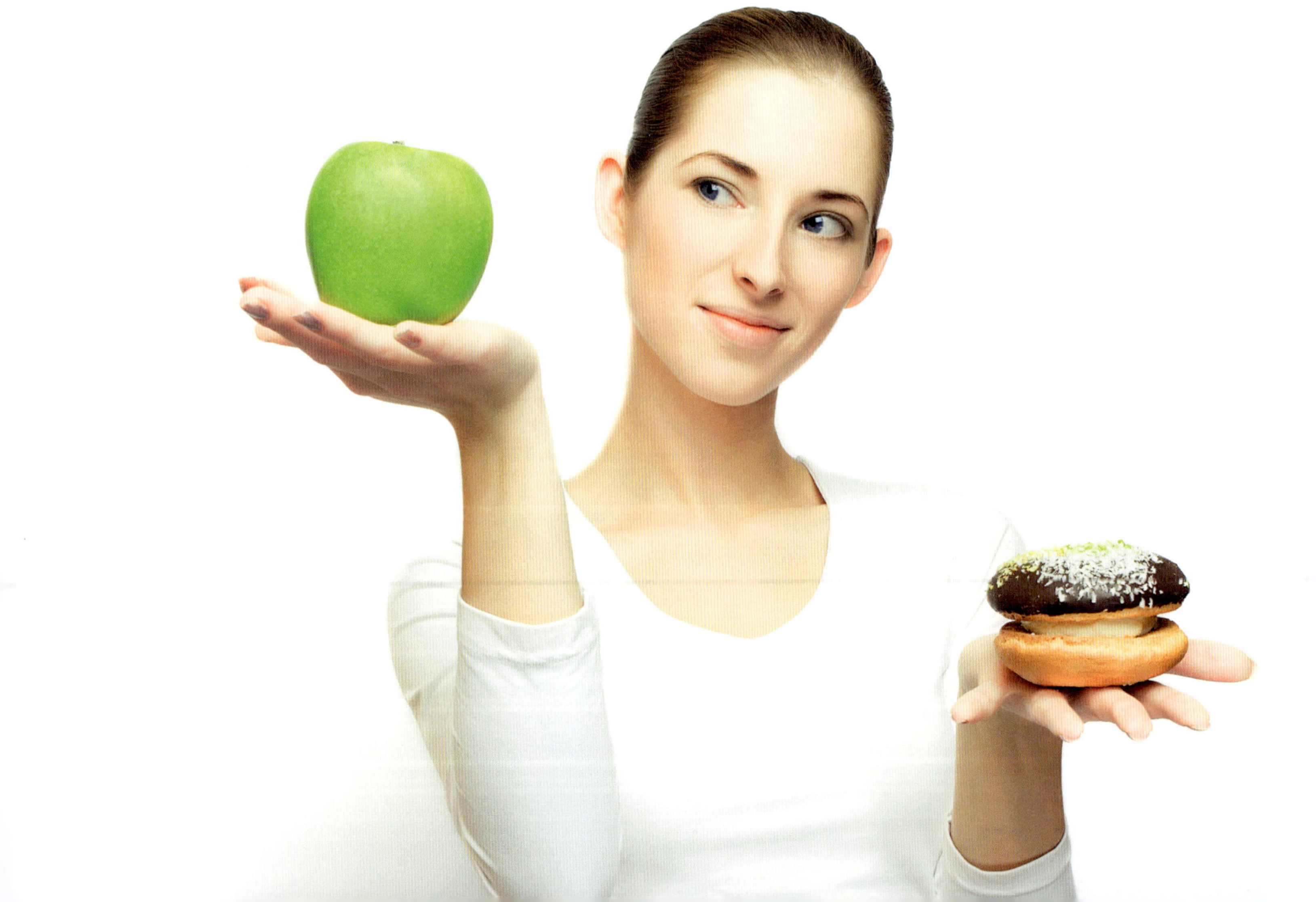

Balsam für die Gelenke

Auch bei rheumatischen Erkrankungen spielt eine ausgewogene Ernährung eine wichtige Rolle. Speziell bei diesem Krankheitsbild kann die Nahrung sowohl Segen als auch Fluch sein! Die Begründung liefert Prim. Dr. Johannes Püspök, ärztlicher Leiter des Moorheilbades Harbach sowie des Lebens.Resorts Ottenschlag: „Einerseits kann falsches Essen zu einer mitunter dramatischen Verschlechterung der Situation führen. Andererseits leistet vernünftiges, zielgerichtetes Essen einen wesentlichen Beitrag im Behandlungskonzept dieses chronischen Leidens." Gerade im Moorheilbad Harbach beschäftigen sich Fachleute unter anderem ganz gezielt mit Beschwerden des Bewegungsapparates und des rheumatischen Formenkreises.

Heilen kann man Rheumatismus durch die Ernährung leider nicht. Man kann aber mit Hilfe des gezielten Einsatzes bestimmter Nahrungsbausteine in vielen Fällen erfolgreich Schmerzen lindern und sogar ein Fortschreiten der Erkrankung hemmen. Ernährung als Teil der Behandlung kann also mithelfen, die Beschwerden zu reduzieren. Natürlich lassen sich damit alle anderen Therapieformen – medikamentös, chirurgisch, physiotherapeutisch – durch keine noch so ausgeklügelte Ernährungsform ersetzen.

Wenn man sich in Erinnerung ruft, wie rheumatische Erkrankungen entstehen und wie das Krankheitsbild ausgelöst wird, so tauchen immer wieder die entzündungsfördernden Botenstoffe, sogenannte Entzündungsmediatoren, auf. Diese sind im Wesentlichen an der Entstehung von entzündlichen Reaktionen an den Gelenken, aber auch im Bereich von Muskeln, Sehnen und Bändern beteiligt. Mit Folgen wie Schwellung, Rötung, Schmerzen und Überwärmung des betroffenen Gebietes. Der ganze Krankheitsprozess beruht auf einem gleichsam fehlgeleiteten Immunsystem – es bildet Abwehrstoffe (Antikörper) gegen körpereigenes Gewebe. Man spricht von einer Autoimmunerkrankung.

Die Entzündungsmediatoren entstehen aus bestimmten Fettsäuren (wie der Arachidonsäure), die in geringen Mengen im Körper gebildet werden, aber in weit größerer Menge mit der Nahrung in den Körper gelangen. Arachidonsäurebestandteile kommen ausschließlich in tierischen Lebensmitteln vor und werden dem Körper vor allem über Fleisch- und Wurstwaren sowie über Innereien, Eigelb, Butter, Schweineschmalz und Rindertalg zugeführt. Bei Milch und Milchprodukten ist eine fettarme Variante zu bevorzugen. Empfohlen wird daher eine vegetarische Kost mit maximal zwei Fleisch- bzw. Wurstmahlzeiten pro Woche. Da diese spezielle Fettsäure eben nur in tierischen Produkten enthalten ist, nehmen gerade wir in den westlichen Industrienationen mit den entsprechenden Ernährungsgewohnheiten täglich zu viel davon auf. Durch eine Reduzierung der tierischen Produkte im täglichen Speiseplan kann die entzündungsfördernde Arachidonsäure im Körper wesentlich vermindert werden.

Grundregel der Ernährung bei rheumatischen Gelenkserkrankungen ist daher logischerweise das gezielte Einsparen von tierischen Lebensmitteln.

Genauso wie die Fettsäure Arachidonsäure Entzündungsprozesse fördert, gibt es natürlich auch Substanzen, die der Entzündung entgegenwirken können. Eine davon ist die Fettsäure Eicosapentaensäure, kurz EPA genannt. Dieser Stoff besitzt eine ähnliche chemische Struktur wie die schädliche Arachidonsäure, ist jedoch in der Lage, diese in ihrer Wirkung zu blockieren. Dadurch verhindert EPA, dass die genannten Entzündungsmediatoren überhaupt entstehen können, was zu einer Reduktion von Entzündungen führt. Auf diese Weise werden auch alle negativen Begleiterscheinungen der Gelenksentzündung bzw. rheumatischer Krankheiten, also Rötung, Schwellung, Schmerzen und Überwärmung, reduziert.

Diese hilfreiche EPA, die zu den berühmten Omega-3-Fettsäuren zählt, finden wir in großen Mengen in Hering, Thunfisch, aber auch in Lachs und Makrele. Auch Pflanzenöle, wie zum Beispiel Raps-, Leinsamen- und Walnussöl, liefern wertvolle Omega-3-Fettsäuren. Eine Ernährung mit wenig Arachidonsäure, aber mit ausreichender Zufuhr von Omega-3-Fettsäuren kann, wie erwähnt, die medikamentöse Rheumatherapie nicht ersetzen. Sie sorgt allerdings für eine völlig nebenwirkungsfreie Unterstützung jeder ärztlichen Behandlung und hilft mit, die Beschwerden zu lindern.

Für die Gesunderhaltung und bis zu einem gewissen Grad auch für die Wiederherstellung der Gelenksknorpel gibt es weitere Stoffe, die eine positive Rolle spielen. Dazu gehören Glucosamin und Chondroitinsulfat. Beide sind im Gelenksknorpel enthalten und sollten am besten auch gemeinsam zugeführt werden, wenn Verschleißerscheinungen drohen oder bereits vorhanden sind. Chondroitin sorgt dafür, dass genügend Wasser in den Knorpel gelangt und dass dieser entsprechend elastisch bleibt. Die Knorpelschicht behält dadurch ihre Funktion als „Stoßdämpfer". Glucosamin dient als Baustoff und regt gleichzeitig die Knorpelzellen zur Bildung von Kollagen (wichtiger Eiweißbaustein) und weiteren aufbauenden Knorpelsubstanzen an. Chondroitin ist hauptsächlich in tierischer Nahrung enthalten. Bei bereits bestehenden Vorschäden wird die Versorgung damit allerdings nicht ausreichen, da man ja vor allem Fleisch und Wurst stark einschränken sollte. Also wird es empfehlenswert sein, nach Rücksprache mit dem Arzt entsprechende Präparate zu bevorzugen.

Darüber hinaus gibt es eine Reihe weiterer Stoffe, die imstande sind, die Entzündungsmediatoren zu reduzieren. Es handelt sich um sogenannte Antioxidantien. Auch diese können bis zu einem gewissen Grad dabei mithelfen, rheumatische Schmerzen und sonstige Beschwerden zu lindern: die Vitamine E, C, die Spurenelemente Selen und Zink sowie Vitamin D.

Hervorragende Quellen für die genannten Substanzen sind:

Vitamin E: Weizenkeime, Sonnenblumen-, Distel-, und Maiskeimöl, Sonnenblumenkerne, Haselnüsse, Mandeln, Diätmargarine

Vitamin C: Zitrusfrüchte, Paprika, Sauerkraut, Erdäpfel, Broccoli, Fenchel, Hagebutte, Sanddornbeeren, schwarze Ribiseln (Johannisbeeren), Papaya, Erdbeeren

Vitamin D: Sonnenlicht, Leber, Lebertran, Pilze, Eigelb, Hering, Aal, Forelle

Selen: Sojabohnen, weiße Bohnen, Eierteigwaren, ungeschälter Reis, Haferflocken, Hering, Thunfisch, Sardinen

Zink: Weizenkleie, Weizenkeime, Haferflocken, Kakaopulver, Sonnenblumenkerne, Rindfleisch, Weizen, Mischbrot, Roggen bzw. generell Getreidekörner

Kurz zusammengefasst die grundsätzlichen Ernährungsempfehlungen bei rheumatischen Krankheiten:

- Maximal zweimal pro Woche Fleisch und Wurst. Auf jeden Fall Innereien meiden!

- Mindestens zweimal wöchentlich Fisch – die darin enthaltenen Omega-3-Fettsäuren wirken entzündungshemmend. Warme und kalte Fischmahlzeiten wählen, um den Speiseplan abwechslungsreich zu gestalten. Fischkapselöl kann als Alternative zum Fisch zugeführt werden, wenn die wöchentliche Empfehlung nicht erreicht wird bzw. eine Abneigung gegen Fisch vorliegt.

- Ganz gezielt hochwertige Pflanzenöle (wie Walnuss-, Raps, Lein- oder Hanföl) zur Zubereitung von Speisen verwenden. Kaltgepresste Öle, wie z. B. Walnuss- und Leinöl, nicht erhitzen. Raffinierte Öle, wie z. B. Rapsöl, sind hitzestabiler und können zum Braten und Backen verwendet werden.

- Täglich drei Portionen Milch und Milchprodukte zu sich nehmen, wobei ein Becher Joghurt, ein Viertelglas Milch oder eine dickere Scheibe Käse einer Milchportion entspricht. Zu bevorzugen sind fettreduzierte Milchprodukte, da diese kaum Arachidonsäure enthalten, aber wichtige Eiweißquellen für den Muskelerhalt und Kalziumlieferanten zur Vorbeugung von Osteoporose (Knochenschwund) darstellen.

- Mindestens zwei Liter Flüssigkeit täglich trinken. Greifen Sie auf energiearme Getränke, wie Leitungswasser, kohlensäurearmes oder stilles Mineralwasser und ungesüßte Tees. Vermeiden Sie den Konsum von alkoholischen Getränken und stark gesüßten Limonaden.

- Reichlich Gemüse, Salat und maximal zwei Portionen Obst pro Tag genießen! Dieses hat eine wissenschaftlich klar nachgewiesene antioxidative Wirkung und kann auch in Form von Rohkost die Versorgung mit Vitaminen und Mineralstoffen sicherstellen.

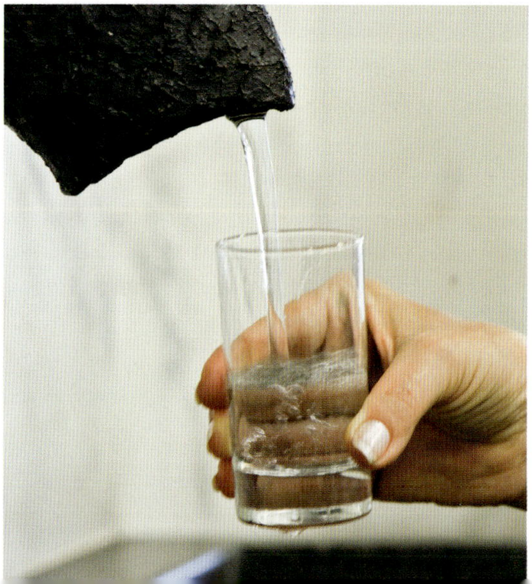

Energie für Sport und Spiel

Welche Anforderungen sind an die Sportlerernährung grundsätzlich zu stellen? Eigentlich keine so unterschiedlichen, verglichen mit einem gesunden Menschen, der nicht nennenswert Leistungssport betreibt, sondern sich im normalen Rahmen körperlich betätigt. Das heißt, wir müssen zwischen dem Alltagsmenschen unterscheiden, der sich ein bisschen mit Joggen, Golf oder Tennis fit hält, und dem Hobbysportler mit Leistungsambitionen. Der Spitzenathlet fällt wieder in eine eigene Kategorie, die den vorliegenden Rahmen sprengen würde. Die genauen Unterschiede und Auswirkungen werden im Rahmen eines Gesundheitsaufenthalts, wie bei der Gesundheitsvorsorge Aktiv, in den „Beste Gesundheit-Partnerbetrieben" vermittelt.

Vergessen wird im Zusammenhang mit Sportlernahrung leider oft auf die Wichtigkeit der Flüssigkeitsversorgung. Viele Sportler trinken entweder zu wenig oder zum falschen Zeitpunkt oder das falsche Getränk. Gut funktionierende Verdauung ist für alle Menschen wichtig, besonders aber für Sportler. Dabei helfen Ballaststoffe aus pflanzlicher Nahrung.

Ballaststoffe sind weitgehend unverdaulich – sie können vom Organismus nicht verwertet werden. Sie quellen aber im Darm auf und helfen auf diese Weise, das Volumen des Darminhaltes zu vergrößern. Dadurch bekommt die Muskulatur über nervliche Reize den Befehl zu arbeiten. Die natürlichen Bewegungen des Darmes (Peristaltik) kommen in Schwung und die Verdauung klappt.

Nach einer Faustregel soll der Anteil an Kohlenhydraten, die für die rasch bereitgestellte Energie verantwortlich zeichnen, ungefähr 50 Prozent betragen. Diese Kohlenhydratmenge kann durch drei Scheiben Vollkornbrot und eine Handvoll Reis, Kartoffeln, Hirse etc. gedeckt werden. Kohlenhydrate sind Zucker, die in einfacher (Glukose, Fruktose, also Trauben- bzw. Fruchtzucker), zweifacher (zum Beispiel Milchzucker) oder zusammengesetzter Form (Stärke, Zellulose, Glykogen =Speicherform der Glukose) vorliegen können. Wichtiges Kohlenhydrat für die Ernährung ist die Stärke, die man am besten aus Getreideprodukten und Erdäpfeln bezieht.

Eiweiß, das aus Aminosäuren besteht, die zum Teil vom Organismus nicht selbst gebildet werden können, liefert ebenfalls Energie und wird für den Muskelaufbau benötigt. Milch enthält alle wichtigen Aminosäuren, aber auch Fleisch gehört auf den Speisezettel als Proteinlieferant. Ernährungsfachleute raten dazu, den Tagesbedarf an Eiweiß (0,8 Gramm pro Kilo Körpergewicht) je zur Hälfte aus tierischem und pflanzlichem Eiweiß zu decken. Gerade Sportler sollten das besonders berücksichtigen.

Fette sind unsere größten Energielieferanten, allerdings sollte man nicht mehr als rund 70 bis 80 Gramm Gesamtfett pro Tag zu sich nehmen. Beim Fettbedarf sind nicht nur sichtbare Fette, wie Butter, Margarine oder Öle, zu berücksichtigen, sondern auch „versteckte" Fette, wie in sie in Wurst, Fleisch und fetten Milchprodukten vorkommen.

Soweit die „normale" Verteilung der wichtigsten

Nahrungsbausteine Kohlenhydrate, Eiweiß und Fett – für Sportler verschiebt sich das Verhältnis ein wenig, wobei eine Sportlerernährung erst ab mehr als fünf Stunden Sport pro Woche relevant ist. Die jeweilige Nährstoffverteilung ist an die Sportart anzupassen. Für eine optimale Speiseplangestaltung sind Diätologen oder Sportmediziner ideale Ansprechpartner.

Die Ernährung des Sportlers sollte also vollwertig und abwechslungsreich sein. Ein allgemeiner Tagesplan könnte in groben Zügen wie folgt aussehen:

- Frühstück mit Kräutertee, Milch oder koffeinfreiem Kaffee, dazu Haferflocken mit Joghurt und Obst oder Vollkornbrot mit Magerkäse, magerem Schinken etc. Auch ein Ei ist erlaubt, aber nicht täglich.

- Als Zwischenmahlzeit eignen sich ein Stück Obst oder Vollkornbrot, Nüsse (Mandeln, Walnüsse, Haselnüsse).

- Als Mittagessen eigenen sich Salate mit Joghurt- oder Essig-Öl-Dressing. Als Hauptspeise sollte nicht täglich Fleisch am Teller landen, auch vegetarische Speisen sind für Sportler empfehlenswert.

- Wichtig ist eine schonende Zubereitung. Ungünstig sind gebackene und frittierte Speisen. Besser: Kochen, dünsten, grillen. Als Beilagen viel Gemüse, Erdäpfel oder Reis. Gut kauen, dann isst man automatisch weniger. Am Nachmittag genügt eine Scheibe Brot mit Tee. Als Alternative bietet sich Obst der Saison an.
- Abends gilt vor allem, sich nicht zu spät an den Tisch zu setzen. Zwischen Abendessen und Schlafengehen sollten mindestens zwei Stunden liegen. Das ermöglicht erholsamen Schlaf, der für Sportler ja von besonders großem Nutzen ist.

Wer Sport betreibt, kommt automatisch ins Schwitzen. In den meisten Fällen zumindest. Diese Reaktion schützt vor Überhitzung, ist also ausdrücklich erwünscht. Wenn Schweiß verdunstet, wird der Körper abgekühlt. Beim Schwitzen gehen aber neben der Flüssigkeit auch Mineralstoffe, Vitamine und Spurenelemente verloren. Somit sind als Ersatz eine Mischung aus Mineralwasser und Fruchtsäften (im Verhältnis 1:1) und eine Prise Salz besonders empfehlenswert. Spezielle Sportlergetränke werden nicht benötigt.

Stärkung für Ihren Stoffwechsel

In diesem Kapitel wollen wir uns mit Diabetes, erhöhten Blutfettwerten und Gicht beschäftigen. Es handelt sich dabei um die häufigsten Stoffwechselkrankheiten in unseren Breiten.

Diabetes

Grundprinzip der Zuckerkrankheit ist der Mangel an Insulin bzw. eine Verwertungsstörung dieses Hormons, das in der Bauchspeicheldrüse erzeugt wird. Insulin hat die Aufgabe, Zucker (Glukose) aus der Blutbahn auszuschleusen und in die Zellen von Leber und Muskeln einzubauen. Dort wird Glukose in Form von Glykogen gespeichert und bei Bedarf bereitgestellt. Versagt dieser Mechanismus, so steigt der Blutzuckerspiegel zu hoch an: Man ist Diabetiker. Anzeichen dafür sind meistens erhöhtes Durstgefühl, Harndrang und Müdigkeit. Oft wird Diabetes im Zuge von Routineuntersuchungen zufällig entdeckt.

Unbehandelt führt die Krankheit zu Spätfolgen wie Herzinfarkt, erhöhter Neigung zu Infektionen (die Haupttodesursache!), Hirnschlag, Erblindung, Impotenz, Amputation von Gliedmaßen, Nierenversagen und schweren Nervenschäden. Grund für diese Komplikationen ist die Tatsache, dass Diabetes einerseits die Blutgefäße schädigt und dass andererseits zu viel Zucker im Blut einen idealen Nährboden für gefährliche Bakterien darstellt.

Unterschieden wird bei Diabetes zwischen Typ 1 und Typ 2. Typ 1 betrifft vorwiegend jüngere Menschen, weshalb früher vom juvenilen Diabetes gesprochen wurde. Typisch ist neben den genannten Symptomen meist starker Gewichtsverlust. Beim Kranken sind jene Zellen in der Bauchspeicheldrüse zerstört, die Insulin produzieren. Betroffene benötigen unbedingt Insulin.

Beim Typ 2 ist die Zufuhr von Insulin von Beginn an meistens nicht notwendig. Zumindest dann nicht, wenn sich die Betroffenen an die Ernährungsempfehlungen halten. Dann kann in sehr vielen Fällen sogar bei Medikamenten entscheidend gespart oder ihre Einnahme hinausgezögert werden.

Die Grundzüge der Diabetiker-Ernährung:

- Beim Typ-2-Diabetiker steht die Gewichtsreduktion im Vordergrund. Kohlenhydrate sollen in Form von komplexen Kohlenhydraten mit einem hohen Ballaststoffgehalt gegessen werden. Als Beilagen sind Erdäpfel, Vollkornteigwaren, Naturreis und andere Getreidesorten (z. B. Hirse, Amaranth, Quinoa) zu empfehlen. Brot und Gebäck sollen ebenfalls in der Vollkornvariante gegessen werden. Weitere Ballaststoffquellen sind Salat, Gemüse, Hülsenfrüchte und Obst.

- Auf eine ausreichende Flüssigkeitsaufnahme durch zucker- und kalorienfreie Getränke, wie zum Beispiel Leitungswasser, Mineralwasser oder ungezuckerte Kräuter- und Früchtetees, ist zu achten.

In einer ausgewogenen Ernährung haben auch „normale" Mehlspeisen und Süßigkeiten in kleinen Mengen ihren Platz. Achten Sie jedoch darauf, dass Zucker immer nur „verpackt" in Lebensmitteln vorkommt. Für die Praxis bedeutet dies: hin und wieder zwei bis drei Kekse als Dessert oder ein kleines Stück Kuchen bzw. eine kleine Rippe Schokolade um den Gusto auf Süßes zu stillen! Süßen Sie jedoch niemals Ihre Getränke mit Zucker oder Honig!

Unterzucker muss unbedingt vermieden werden. Warnsignale sind Zittern, Herzklopfen, Heißhunger, Sehstörungen, Magenschmerzen und Schweißausbruch. Wird dann nicht rasch Zucker zugeführt, droht ein lebensbedrohlicher Kollaps.

Erhöhte Blutfette

Zu viel Cholesterin und Triglyceride (Neutralfett) im Blut sind die wahrscheinlich häufigste Stoffwechselstörung. Jahrzehntelang diskutierte die Wissenschaft über Grenzwerte. Auch heute gibt es ständig Korrekturen. Über die Grundzüge sind sich die Mediziner aber nun einigermaßen einig. Die Grenzwerte richten sich nach der individuellen

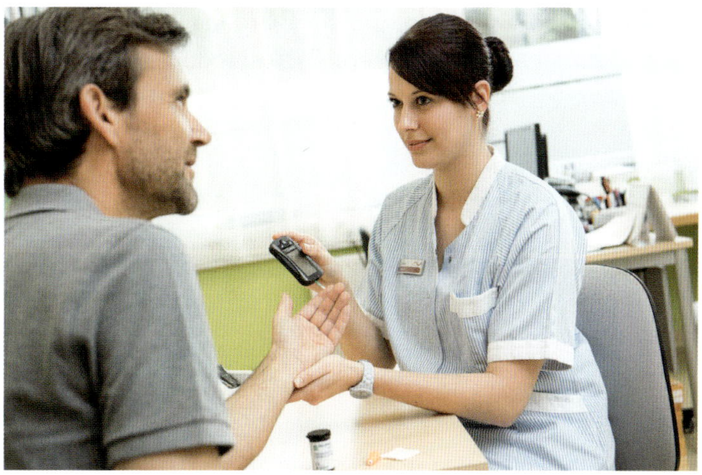

Situation: Für Risikokandidaten (überstandener Herzinfarkt, starkes Übergewicht, Diabetes etc.) gelten niedrigere Grenzwerte als für grundsätzlich gesunde Menschen. Ein Richtmaß ist der Quotient aus Gesamtcholesterin und dem „guten" HDL-Cholesterin, das möglichst hoch sein soll. Dieser Wert sollte deutlich unter 5, besser unter 4 liegen. Darüber hinaus wird dem LDL, dem „bösen" Cholesterin, das möglichst niedrig sein sollte, das Hauptaugenmerk geschenkt.

Hohe Blutfette begünstigen dieselben gesundheitlichen Katastrophen wie Diabetes: Bluthochdruck, Herzinfarkt, Hirnschlag, Nierenversagen, Impotenz, Erblindung. Es geht also auch hier um eine Verengung der Blutgefäße, vornehmlich der Arterien, die Blut vom Herzen weg in alle Körpergewebe transportieren.

Die Blutfette kann man positiv beeinflussen, indem fettreiche Produkte, wie Butter, Schmalz, fette Käsesorten, fette Fleisch- und Wurstwaren, Innereien, fettreiche Mehlspeisen mit Buttercreme etc., nur selten gegessen werden.

Empfehlenswert hingegen: Pflanzenöle, Margarine, Butter- und Magermilch, magere Käsesorten, mageres Fleisch (zum Beispiel alle Wildsorten), Schinken (etwa von der Pute), Hühner- und Putenfleisch ohne Haut. Magere Fischsorten (Forelle, Kabeljau, Scholle), Vollkornbrot, Naturreis, alle Gemüsesorten, gekochte Erdäpfel und zwei Obstportionen pro Tag.

Gicht

Die „Krankheit der Könige" wurde dieses Stoffwechselleiden früher bezeichnenderweise genannt. Unter Gicht fasst man Organveränderungen zusammen, die durch Ablagerung von Harnsäurekristallen entstehen. Grundlage ist meistens ein erhöhter Harnsäurespiegel (Grenzwert: 7 mg/dl) im Blut. Hervorgerufen durch erbliche Veranlagung, aber in hohem Maße auch durch zu üppige Ernährung (daher stammt auch die eingangs genannte Bezeichnung).

Man unterscheidet zwischen primärer und sekundärer Hyperurikämie, wie diese Störung in der Fachsprache heißt. Im ersten Fall liegt eine erbliche Veranlagung vor. Die sekundäre Variante ist die Folge einer Grundkrankheit mit erhöhter Zellproduktion (wie bestimmte Blutkrankheiten) oder mit verminderter Ausscheidung von Harnsäure (etwa bei Nierenleiden).

Erhöhte Harnsäure selbst macht keine Symptome. Sie könnte daher frühzeitig nur im Rahmen einer Gesundenuntersuchung entdeckt werden. Leider wurde dieser Parameter in Österreich aus dem Programm gestrichen.

Hat sich die Harnsäure aber im Gewebe eingelagert, kommt es zu starken Beschwerden. Betroffen ist am häufigsten das Grundgelenk der großen Zehe. Die Patienten vertragen im akuten Anfall oft nicht einmal die Bettdecke auf dem Fuß! Weiters können Harnsäureknötchen in der Haut (vorwiegend im Ohrläppchen) auftauchen. Im fortgeschrittenen Stadium sind die Nieren bedroht. Es kann sogar zu völligem Versagen der Organe kommen.

Übergewicht begünstigt die Entstehung zu hoher Harnsäurespiegel eindeutig. Wer an Gicht leidet, muss in erster Linie abnehmen. Allerdings nicht radikal, weil dann kurzfristig der Harnsäurespiegel erst recht in die Höhe schnellen kann. Aber auch Diabetes und Fettstoffwechselstörungen stellen Risikofaktoren dar.

Das Prinzip der Diät gegen Gicht beruht auf der Einsparung sogenannter Purine. Diese sind in jedem Zellkern enthalten. Die Harnsäure selbst ist das Endprodukt des Purinstoffwechsels. Werden im Körper zu viele körpereigene Purine verarbeitet und wird zudem noch zu viel davon mit der Nahrung aufgenommen, entsteht jener Überschuss, der zur Krankheit führt.

Daher ist es für Gichtpatienten, aber auch zur Vorbeugung, verpflichtend, purinarme Kost zu bevorzugen und allfälliges Übergewicht abzubauen. Purine stecken besonders reichlich in Innereien, Fleischextrakt, Fleisch, Hering, Makrelen und Ölsardinen. Aber auch Alkohol (Bier!) und fett- und zuckerreiche Speisen lassen den Harnsäurespiegel erfahrungsgemäß stark ansteigen.

Nahrung für die Nerven

Viel wird über Herzkrankheiten, Krebs und andere schwere Leiden gesprochen und geschrieben. Ab und zu klingt durch, dass bei der Entstehung auch die Seele eine Rolle spielen kann. Dabei gehören psychische Störungen zu den häufigsten „Killern" unserer Lebensqualität! Es muss nicht gleich die völlige Erschöpfung, das Burn-out sein – auch die oft jahrelange Entwicklung, bis es zum Zusammenbruch kommt, bringt viel Leid mit sich.

Viele Menschen opfern bereits in der Früh die Zeit, in der sie in Ruhe frühstücken sollten, beruflichen Aktivitäten. „Das geht sich halt nicht aus!", lautet dann die stereotype Ausrede. Also wird mit leerem Magen ins Büro oder zu Terminen gehastet. Dem Organismus, der dringend Energie benötigen würde, wird diese vorenthalten. Mit Folgen, die allerdings nicht schlagartig eintreten. Erst nach und nach stellen sich Konzentrationsprobleme, verminderte Merkfähigkeit und erhöhte Gereiztheit ein. Aber das wird dann eben auf „den Stress" geschoben, ohne die eigentliche Ursache zu erkennen – nämlich den zunehmenden Mangel an Nahrung für die Nerven.

Wer demnach künftig besser gerüstet sein will, der benötigt zuallererst einmal ein neues Organisationskonzept. Nehmen Sie sich Zeit für jede Mahlzeit! Viele geläuterte Manager bestätigen, dass dieses „sich Zeit nehmen" in den meisten Fällen lediglich eine Frage besserer Terminplanung

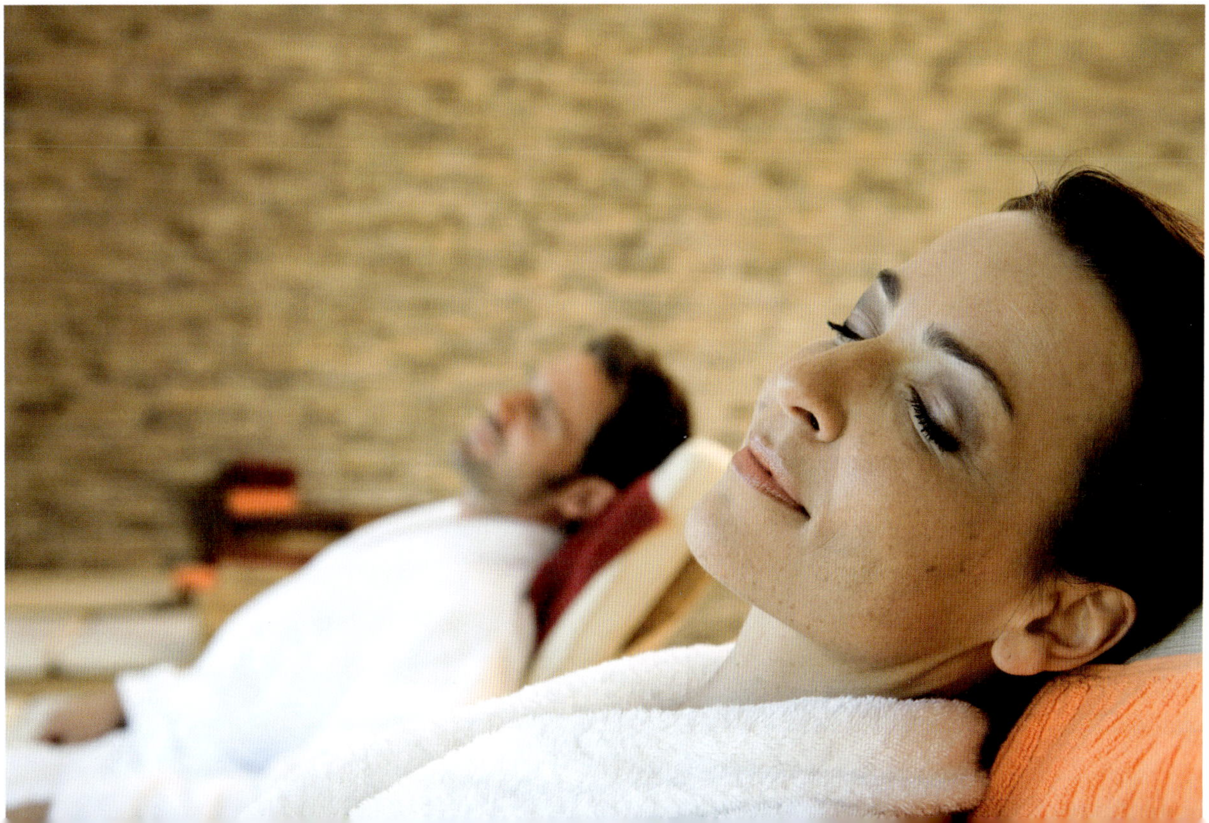

ist. Stopfen Sie den Terminkalender nicht zu voll, planen Sie von vornherein mehr Freiräume ein. Die Erfahrung wird zeigen, dass diese Umschichtung ohne Qualitätsverlust vor sich gehen kann. Sie selbst merken bald, dass Sie ruhiger und leistungsfähiger werden. Und damit auch vielfach erfolgreicher.

Im Grunde bewährt sich die Ernährungsstrategie mit drei (großen) Hauptmahlzeiten pro Tag. Für den kleinen Hunger zwischendurch eignen sich ein Apfel, eine Banane oder sonstiges Obst bzw. ein Joghurt.

Was aber benötigen unsere Nerven ganz speziell? Da sind einmal die Botenstoffe Serotonin, Dopamin und Noradrenalin, die unser Hirn funktionieren lassen. Sie werden zum Teil vom Körper selbst erzeugt, zum Teil muss man sie bzw. deren Bausteine mit der Nahrung zuführen. Diese geben Befehle vom Gehirn an alle Körperzellen weiter bzw. leiten Informationen an das Gehirn zurück. Im Grunde könnten wir Menschen dadurch in der Lage sein, unsere Stimmung selbst zu beeinflussen.

Tatsächlich läuft das natürlich leider nicht so. Wir sind davon abhängig, dass genug Botenstoffe vorhanden sind. Mangel wirkt sich vielfältig und immer recht unangenehm aus. Haben wir zum Beispiel nicht genügend Serotonin zur Verfügung, so leiden wir an depressiver Verstimmung, aber auch an Panikattacken. Deshalb wird Serotonin auch das „Glückshormon" genannt.

Um diese Botenstoffe aber herstellen zu können, benötigt der Organismus Aminosäuren. Es handelt sich dabei um jene Baustoffe, aus denen Eiweiß besteht. Es gibt viele Aminosäuren. Acht davon können nicht im Körper selbst produziert werden – wir sprechen von den essenziellen Aminosäuren (Isoleucin, Leucin, Lysin, Methionin, Phenylalanin, Threonin, Tryptophan und Valin).

Für ausreichende Versorgung mit Botenstoffen ist eine angemessene Aufnahme von hochwertigem Eiweiß notwendig. Hochwertig ist Eiweiß dann, wenn es möglichst viele der genannten essenziellen Aminosäuren enthält. Voraussetzungen, die etwa Rindfleisch, gefolgt von Milchprodukten und Hühnerei erfüllen. Daher liegt es nahe, sich bei entsprechender Verträglichkeit hauptsächlich an Milch- und Milchprodukte zu halten. Damit beugt man Mangel an Botenstoffen sehr gut vor. Da auch Hülsenfrüchte recht gut mit pflanzlichem Eiweiß versorgen, könnte ein Menüvorschlag Rindfleisch mit Erbsen oder Bohnen sein. Als Zwischenmahlzeit das erwähnte Joghurt, eine Käsesemmel, ein Glas Milch – da läuft die Produktion von Botenstoffen auf Hochtouren.

Da der Gehalt an Aminosäuren jeden Tag Schwankungen unterworfen ist, schwankt auch unsere Stimmung sowie die Leistungsfähigkeit. Einmal sind wir mehr oder weniger glücklich, besser oder weniger gut konzentriert, wacher oder schläfriger. Das hängt nicht nur mit individuellen Belastungen zusammen, sondern mit den Botenstoffen. Gelingt es hingegen, dem Körper relativ gleichmäßig das zuzuführen, was er braucht, so sind wir deutlich ausgeglichener. Ein Vorteil, den sich jeder selbst verschaffen kann – mit klug zusammengestellter Ernährung. Anleitungen finden Sie im Rezeptteil.

Darüber hinaus stellt uns die Natur Stoffe zur Verfügung, die spezielle Wirkungen auf die Nerven haben. Zu den bekanntesten Nervenstärkern aus der Natur zählt wohl der Baldrian. Auszüge aus der Wurzel enthalten Bitterstoffe und ätherische Öle. Gemeinsam wirken sie auf die Hirnzellen und bauen Nervosität und Angst ab. Sie machen nicht grundsätzlich müde, entspannen aber so, dass man abends auch besser einschläft. Angewendet wird Baldrian in Form von Tee, Tabletten oder einer Tinktur. Für Gestresste empfiehlt sich, abends nach dem – leichten – Nachtmahl, eine Schale Baldriantee zu trinken.

In der Küche nervlich belasteter Menschen darf auch die Dille keinesfalls fehlen. Diese Gewürzpflanze, auch Gurkenkraut genannt, eignet sich hervorragend zum Würzen von Salaten, Gemüse (wer kennt nicht die köstlichen Dillfisolen?), aber auch von Fisch und Fleisch. In den Samen steckt das Dillöl, das überbeanspruchte Nerven beruhigt. Früher gab man nervösen Kindern Dillsamen zum Kauen, damit sie ruhiger wurden bzw. besser einschlafen konnten.

Wer auf Bier müde wird, hat dies unter anderem der Wirkung des darin enthaltenen Hopfens zu verdanken. Verwendet werden ausschließlich die Hopfenzapfen. In diesen Zapfen befinden sich Bitterstoffe und ein besonders wirksames ätherisches Öl (Methylbuterol). Darauf beruht die heilende bzw. beruhigende Wirkung von Hopfen.

Auch gesunder Schlaf wird gefördert. Zubereitet wird Hopfen hauptsächlich als Tee.

Beruhigend, nervenkräftigend und krampflösend wirkt auch Lavendel. Blüten und Blätter kann man in Kissen stopfen und sich darauflegen oder man bereitet einen herrlich duftenden Tee.

Ähnlich verhält es sich mit der Melisse. Tee, aber auch kalt gepresste Öle aus dieser Pflanze werden gerne und erfolgreich zur Nervenberuhigung und Schlafförderung verwendet. Wer an nervösen Magenbeschwerden leidet, wird dieses Heilkraut ebenfalls zu schätzen wissen.

Die Inhaltsstoffe der Passionsblume wirken ähnlich wie jene der Melisse, also auch gegen nervöse Verdauungsbeschwerden. Die Passionsblume lässt sich gut mit Baldrian kombinieren. In der Apotheke stehen entsprechende Arzneien zur Verfügung. Als Tee wird das Kraut aufgebrüht.

Als pflanzliches Antidepressivum wird das Johanniskraut gerne bezeichnet. Völlig zu Recht, weil der Hauptinhaltsstoff Hyperizin entspannt und leichte depressive Verstimmungen lösen kann. Frauen in den Wechseljahren mit entsprechenden Beschwerden sind damit gut beraten. Das Johanniskraut fördert – laut wissenschaftlichen Untersuchungen – die Erzeugung von körpereigenem Serotonin. Dieses steht dadurch vermehrt zur Verfügung, worauf die antidepressive Wirkung beruhen dürfte. Weitere Inhaltsstoffe (Flavonoide) beruhigen gezielt angespannte Nerven.

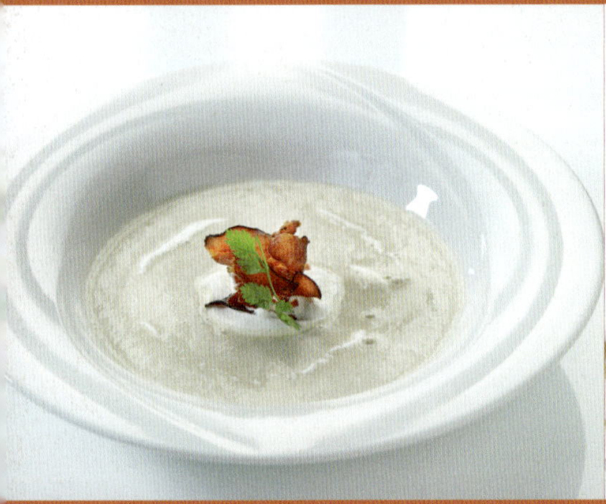
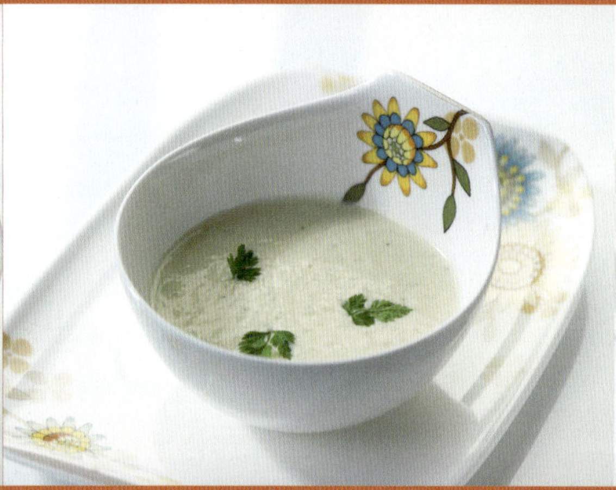
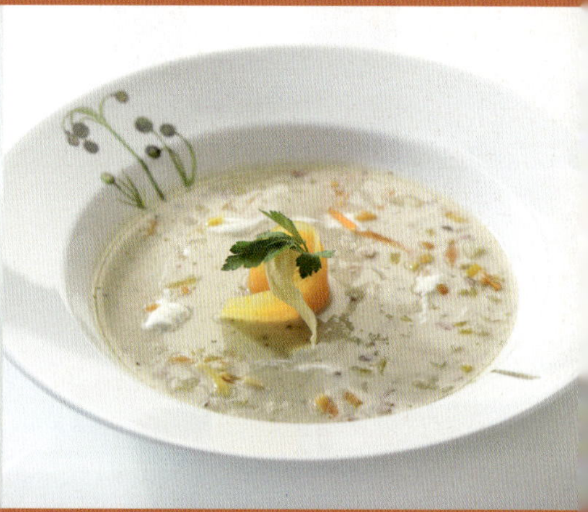

Suppen

Karottensuppe mit Äpfeln

Zutaten für 4 Personen:
1000 ml Gemüsebrühe
1 EL Rapsöl
1 Zwiebel
300 g Karotten
62,5 ml Weißwein
125 ml Magermilch
20 g Dinkelmehl
frische Dille
1/2 Apfel

Klein geschnittene Zwiebel in etwas Öl anrösten, Karotten grob würfeln und beifügen. Das Gemüse mit Weißwein ablöschen und mit Gemüsebrühe aufgießen. Karotten mit einem Pürierstab fein pürieren und anschließend mit Mehl, das man zuvor in kalter Milch verrührt hat, binden. Den Apfel schälen, in kleine Würfel schneiden und in etwas Wasser mit Zitronensaft kurz weich dünsten.

Die Suppe auf Suppenschüsseln aufteilen, Apfelwürfel beigeben und abschließend mit gehackter Dille bestreuen.

Herz ✓
Stoffwechsel ✓
Seele/Stress ✓
Sport ✓

	Kcal	Eiweiß	Fett	KH	Bst	BE
1 Portion	140	3 g	7 g	12 g	5 g	0

Nährwerttabelle:
Kcal = Kilokalorien
KH = Kohlenhydrate
Bst = Ballaststoffe
BE = Broteinheit

Erbsensuppe mit Hüttenkäsenockerl

Zutaten für 4 Personen:
300 g Erbsen
700 ml Gemüsebrühe
3 EL Magermilch
2 EL Joghurt (zum Verzieren)

125 ml Magermilch
60 g Grieß
120 g Hüttenkäse
1 Ei
Salz
Pfeffer
Muskatnuss

Die Erbsen in der Gemüsebrühe weich dünsten. Mit einem Stabmixer die Suppe pürieren, Milch beifügen und erneut pürieren.

Hüttenkäsenockerl: Die Milch in einem Topf erwärmen, Grieß zugeben und überkühlen lassen. Hüttenkäse, etwas Salz, Pfeffer sowie Muskatnuss beifügen und etwa 15 Minuten ziehen lassen. Einen Topf mit etwas Gemüsebrühe erwärmen. Mit 2 Teelöffeln Nockerl formen und in die heiße Gemüsebrühe einlegen. Die Nockerl für einige Minuten ziehen lassen.

Die Erbsensuppe mit etwas Joghurt verzieren und mit den Hüttenkäsenockerln heiß servieren.

Rheuma/Gelenke ✓
Herz ✓
Stoffwechsel ✓
Seele/Stress ✓
Sport ✓

	Kcal	Eiweiß	Fett	KH	Bst	BE
1 Portion	220	13 g	8 g	24 g	3 g	1

Grünkernsuppe mit Rohschinken

Zutaten für 8 – 10 Personen:
1/2 mittelgroße Zwiebel
50 g Gemüsewürferl
(Karotten, Gelbe Rüben, Sellerie)
2 EL Margarine
100 g Grünkern geschrotet, roh gewogen
1000 ml Halbfettmilch (1,8 % Fett)
500 ml Rindssuppe
Salz
Muskat

50 g Rohschinken
(5 g pro Portion)

Klein geschnittene Zwiebel mit Gemüsewürferln in Margarine anschwitzen. Geschroteten Grünkern zugeben und mit Milch und Suppe aufgießen; weich kochen und würzen.

Rohschinken ohne Fett knusprig rösten und mit der Grünkernsuppe servieren.

Rheuma/Gelenke ✓
Herz ✓
Stoffwechsel ✓
Sport ✓

	Kcal	Eiweiß	Fett	KH	Bst	BE
1 Portion	110	6 g	5 g	12 g	1,5 g	1

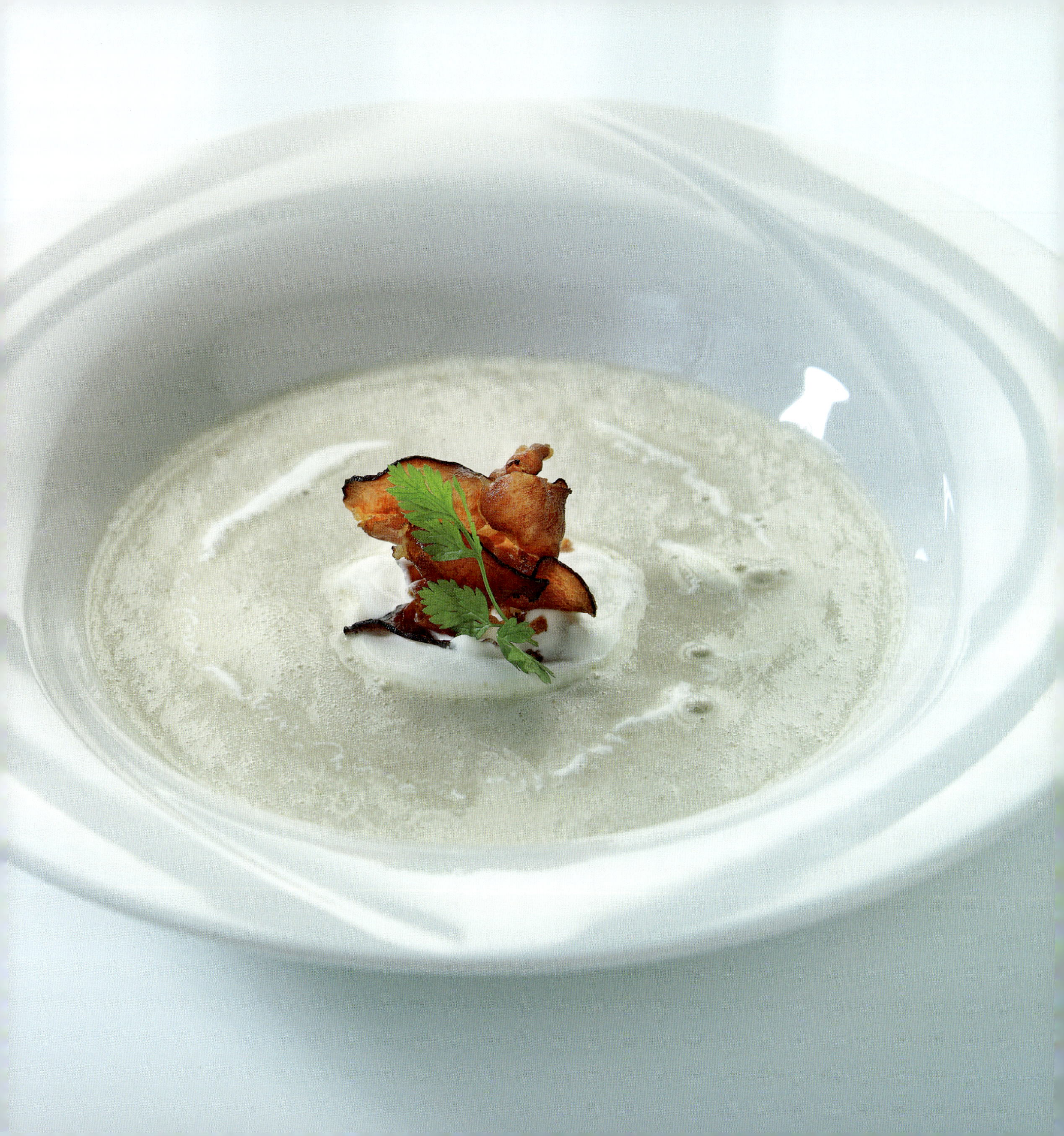

Fleischstrudelsuppe

Zutaten für 8 Personen:

1600 ml Gemüsebrühe

1/2 Strudelblatt
250 g Bratenreste
1 kleine Zwiebel
1 TL Rapsöl
1 Ei
Salz
Pfeffer
Majoran
Petersilie

Die Bratenreste faschieren. Die feingehackte Zwiebel in etwas Öl anrösten und zusammen mit dem Ei und den Gewürzen sowie den Kräutern unter die Fleischmasse mengen.

Das Strudelblatt auf ein befeuchtetes Geschirrtuch legen und das untere Drittel mit der Fleischmasse bedecken. Die Seitenränder des Strudels einklappen und einrollen. Den Strudel bei Bedarf mit etwas Ei bestreichen, auf ein mit Backtrennpapier belegtes Blech legen und im vorgeheizten Backrohr bei 160 °C ca. 15 Minuten goldgelb backen.

Den überkühlten Strudel in ca. 2 cm breite Scheiben schneiden und in der heißen Gemüsebrühe servieren.

Seele/Stress ✓
Sport ✓

	Kcal	Eiweiß	Fett	KH	Bst	BE
1 Portion	100	8 g	6 g	2 g	1 g	0

Kürbiscremesuppe mit gerösteten Kürbiskernen

Zutaten für 8 – 10 Personen:
700 g Kürbisfleisch
1 kleine Zwiebel
1 EL Margarine
15 g Mehl
62,5 ml Weißwein
750 ml Gemüsesuppe
300 ml Halbfettmilch (1,8 %)
125 Obers
30 g Maizena
Salz
Pfeffer
Muskat
Kümmel, gemahlen

20 g geröstete Kürbiskerne
(zum Garnieren)

Würfelig geschnittenen Kürbis und geschnittene Zwiebel in Margarine anschwitzen. Mit Mehl stauben und mit Weißwein ablöschen. Suppe, Milch und Obers zugeben. Mit Maizena binden, pürieren und abschmecken.

Kürbiscremesuppe mit gerösteten Kürbiskernen garnieren und servieren.

Seele/Stress ✓
Sport ✓

	Kcal	Eiweiß	Fett	KH	Bst	BE
1 Portion	140	3 g	10 g	10 g	1 g	0,5

Waldviertler Erdäpfelsuppe

Zutaten für 8 Personen:
3 EL Öl
1 kleine Zwiebel
50 g Hamburgerspeck
200 g Erdäpfel, roh gewogen
1000 ml Rindssuppe
100 g Gemüsewürferl
(Karotten, Gelbe Rüben, Sellerie)
20 g Mehl
Salz, Pfeffer
Knoblauch
Majoran
Kümmel
4 EL Sauerrahm
Petersilie

Zwiebel hacken, Speck und Erdäpfel würfelig schneiden. Alles in Öl anschwitzen und mit Suppe aufgießen. Gemüsewürfel zugeben und mit Mehl stauben.

So lange kochen, bis die Erdäpfel weich sind. Nun mit den Gewürzen abschmecken, mit Sauerrahm verfeinern und mit gehackter Petersilie bestreuen.

Seele/Stress ✓
Sport ✓

	Kcal	Eiweiß	Fett	KH	Bst	BE
1 Portion	170	10 g	11 g	8 g	2 g	0,5

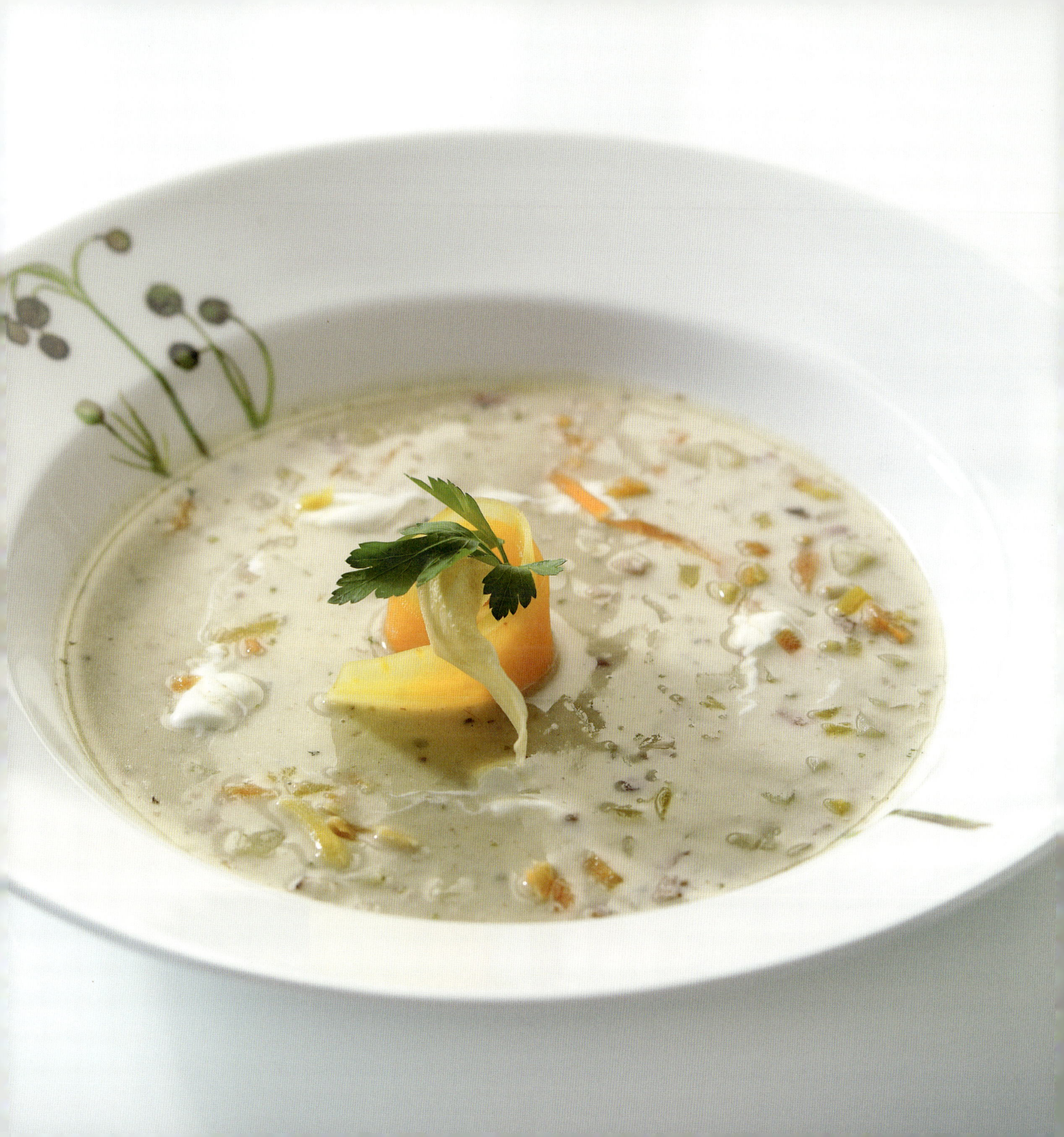

Waldviertler Milchsuppe

Zutaten für 4 Personen:
250 ml Halbfettmilch
125 ml Obers
200 ml Gemüsebrühe
20 g Mehl
62,5 ml Wasser
Salz, Pfeffer,
Kümmel (gemahlen und ganz)

Seele/Stress ✓

Milch, Obers und Suppe aufkochen. Mehl und Wasser verrühren. Suppe damit binden und mit Gewürzen abschmecken.

	Kcal	Eiweiß	Fett	KH	Bst	BE
1 Portion	170	3 g	14 g	8 g	0,5 g	0,5

Waldviertler Brotsuppe

Zutaten für 4 Personen:
1/2 Zwiebel
1/2 EL Butter
60 g Schwarzbrotwürfel, entrindet
800 ml Rindssuppe
Salz, Pfeffer, Kümmel, Majoran
Knoblauch, halbes Lorbeerblatt

Stoffwechsel ✓
Sport ✓

Zwiebel feinwürfelig schneiden und in der Butter leicht goldgelb rösten. Schwarzbrotwürfel und Knoblauch kurz mitrösten. Mit Suppe aufgießen und 8 Minuten köcheln lassen. Mit den Gewürzen abschmecken.

	Kcal	Eiweiß	Fett	KH	Bst	BE
1 Portion	140	12 g	6 g	9 g	2 g	0,5

Waldviertler Krautsuppe

Zutaten für 8 Personen:
1 mittelgroße Zwiebel
50 g Hamburgerspeck
2 EL Öl
300 g Weißkraut
100 g Erdäpfelwürfel, roh
15 g Tomatenmark
30 g Mehl
1000 ml Rindssuppe
Salz, Pfeffer
Kümmel
Muskat
Paprikapulver

Gehackte Zwiebel und würfelig geschnittenen Hamburgerspeck in Öl anrösten. Geschnittenes Weißkraut, Erdäpfelwürfel sowie Tomatenmark dazugeben und nochmals rösten; mit Mehl stauben. Anschließend mit Suppe aufgießen, mit den Gewürzen abschmecken und alles weich kochen.

Tipp: Zur Bindung können auch Erdäpfel (anstelle von Mehl) verwendet werden.

Seele/Stress ✓

	Kcal	Eiweiß	Fett	KH	Bst	BE
1 Portion	90	3 g	5 g	7 g	2 g	0,5

Selleriecremesuppe mit Kren

Zutaten für 4 Personen:
1000 ml Gemüsebrühe
1 EL Rapsöl
1 Zwiebel
250 g Sellerie
1/16 l Weißwein
125 ml Magermilch
20 g Dinkelmehl
Kren, gerissen
frische Petersilie

Klein geschnittene Zwiebel in etwas Öl anrösten, Sellerie grob würfeln und beifügen. Das Gemüse mit Weißwein ablöschen und mit Gemüsebrühe aufgießen. Sellerie mit einem Pürierstab fein pürieren und anschließend mit Mehl, das man zuvor in kalter Milch verrührt hat, binden.

Die Suppe eventuell noch einmal kurz mixen, sodass sie schaumig wird. Abschließend mit frisch gerissenem Kren abschmecken und mit gehackter Petersilie bestreuen.

Rheuma/Gelenke ✓
Herz ✓
Stoffwechsel ✓
Seele/Stress ✓
Sport ✓

	Kcal	Eiweiß	Fett	KH	Bst	BE
1 Portion	125	3 g	7 g	9 g	4 g	0

Sonnenblumenkern-Schöberlsuppe

Zutaten für 4 Personen:
800 ml Gemüsebrühe
2 Eier
40 g Dinkelmehl
20 g Sonnenblumenkerne, gehackt
Salz
Petersilie

Die Eier trennen und das Eiklar zu steifem Schnee schlagen. Dotter ebenfalls aufschlagen und Mehl und Schnee abwechselnd unterheben. Die Masse etwas salzen, gehackte Sonnenblumenkerne und Petersilie vorsichtig unterheben.

Die Schöberlmasse auf ein mit Backtrennpapier belegtes Blech streichen und im vorgeheizten Backrohr bei 180 °C goldgelb backen.

Die Schöberl in Rhomben schneiden und in heißer Gemüsebrühe servieren.

Rheuma/Gelenke ✓
Herz ✓
Stoffwechsel ✓
Seele/Stress ✓
Sport ✓

	Kcal	Eiweiß	Fett	KH	Bst	BE
1 Portion	140	6 g	10 g	9 g	3 g	0,5

Pastinakensuppe

Zutaten für 8 – 10 Personen:
1/2 große Zwiebel
2 – 3 mittelgroße Pastinaken, roh
1 EL Öl
30 g Mehl (zum Binden)
125 ml Weißwein
1000 ml Gemüsebrühe
500 ml Halbfettmilch (1,8 % Fett)
62,5 ml Obers
Lorbeerblatt
Salz, Pfeffer
Muskat

Gehackte Zwiebel und klein geschnittene Pastinaken in Öl anschwitzen und mit Mehl stauben. Mit Weißwein ablöschen. Anschließend mit Gemüsebrühe und Milch aufgießen und so lange kochen, bis die Pastinaken weich sind.

Danach mixen und durch ein feines Sieb passieren. Obers dazugeben und mit Salz, Pfeffer und Muskat abschmecken.

Seele/Stress ✓
Sport ✓

	Kcal	Eiweiß	Fett	KH	Bst	BE
1 Portion	100	3 g	6 g	7 g	2 g	0,5

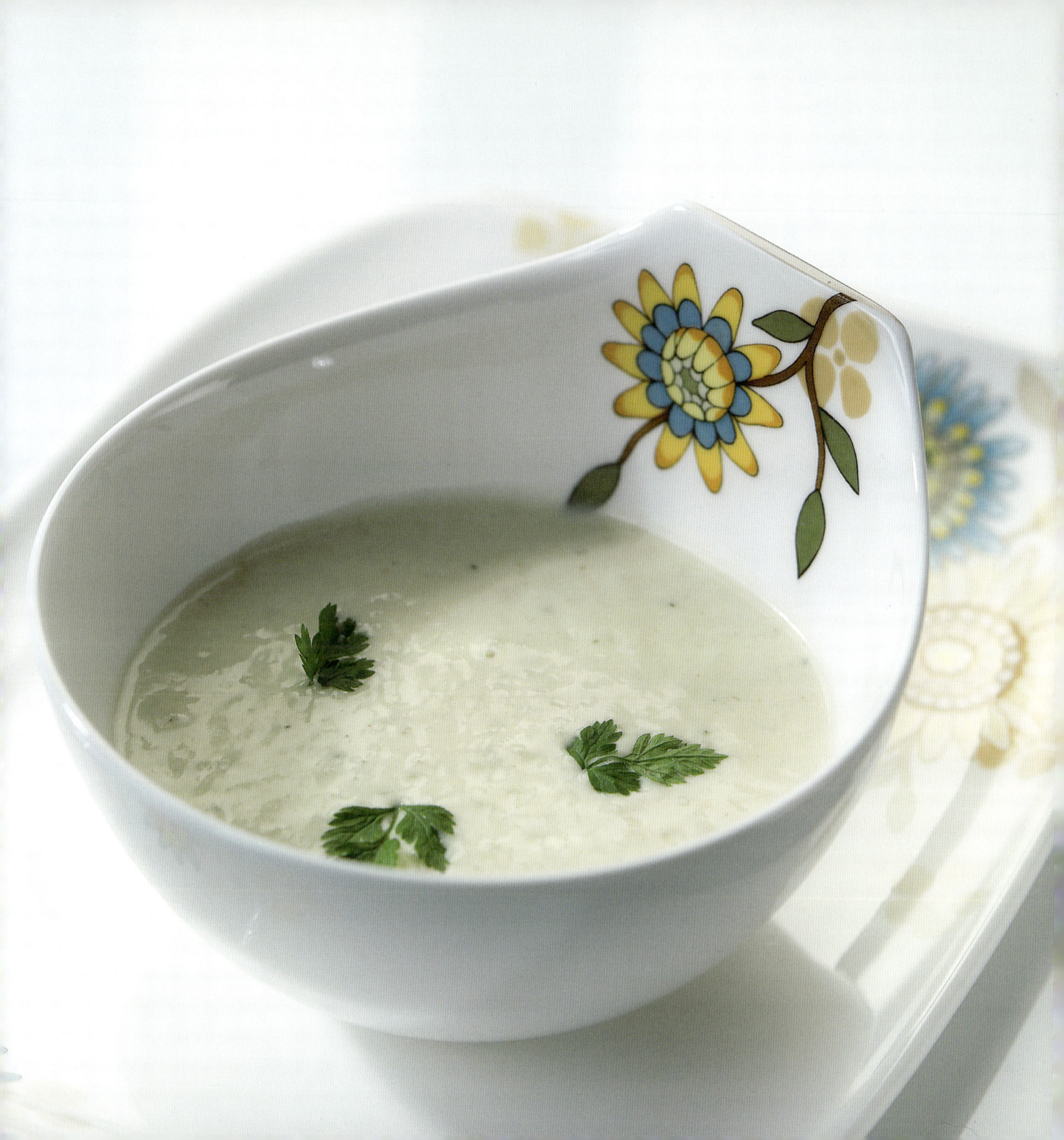

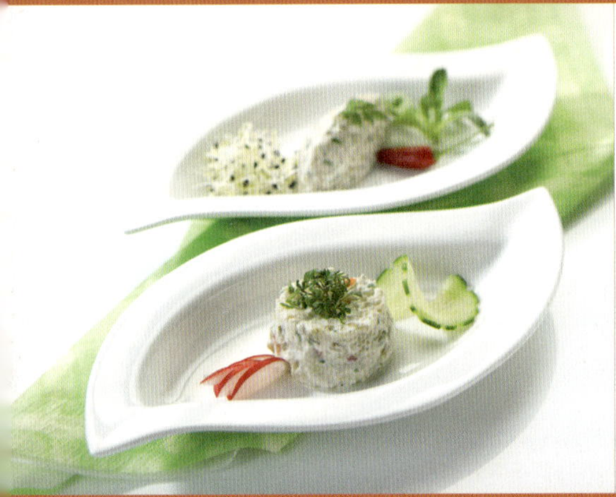

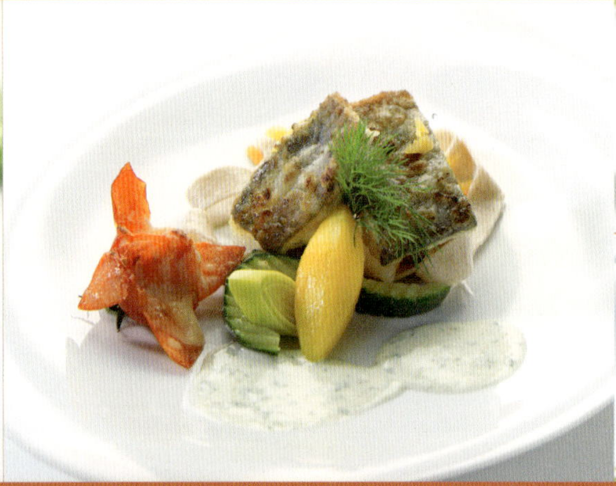

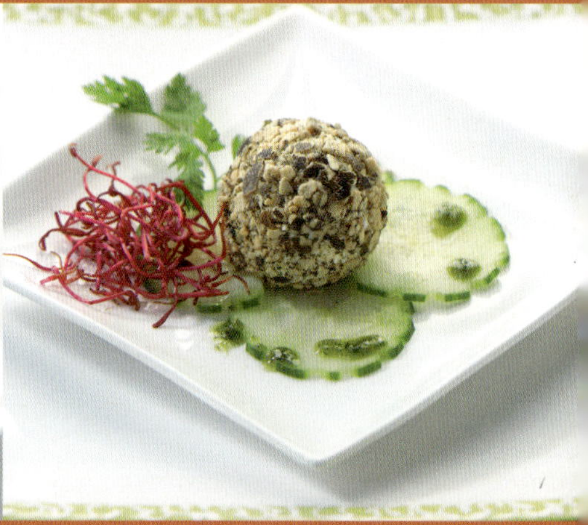

Vorspeisen

Gefüllte Kohlrabi

Zutaten für 4 Personen:
4 kleine Kohlrabi
100 g Quinoa, gekocht
2 Eier
1 Becher Cremefine (200 g)
1 Msp. Paprikapulver
1 Prise Zucker
Salz, Pfeffer
Sojasoße
frische Kräuter
(z. B. Schnittlauch, Petersilie)

Das Backrohr auf ca. 160 °C vorheizen. Kohlrabi schälen, jedoch das feine junge Laub in der Mitte belassen. Die Deckel abschneiden und die Kohlrabi mit einem Löffel aushöhlen. Ausgehöhltes Fruchtfleisch mit einigen jungen Kohlrabiblättern hacken, mit gekochtem Quinoa und den Eiern vermischen, kräftig mit Paprika, Zucker, Sojasoße, Salz und Pfeffer würzen und damit die Kohlrabi füllen. In eine Auflaufform setzen und mit Cremefine (gesalzen und papriziert) umgießen.

Im Rohr ca. 30 – 40 Minuten weich dünsten. Kohlrabi mit Oberssoße und etwas Sojasoße servieren.

Seele/Stress ✓
Sport ✓

	Kcal	Eiweiß	Fett	KH	Bst	BE
1 Portion	185	8 g	10 g	13 g	3,5 g	0,5

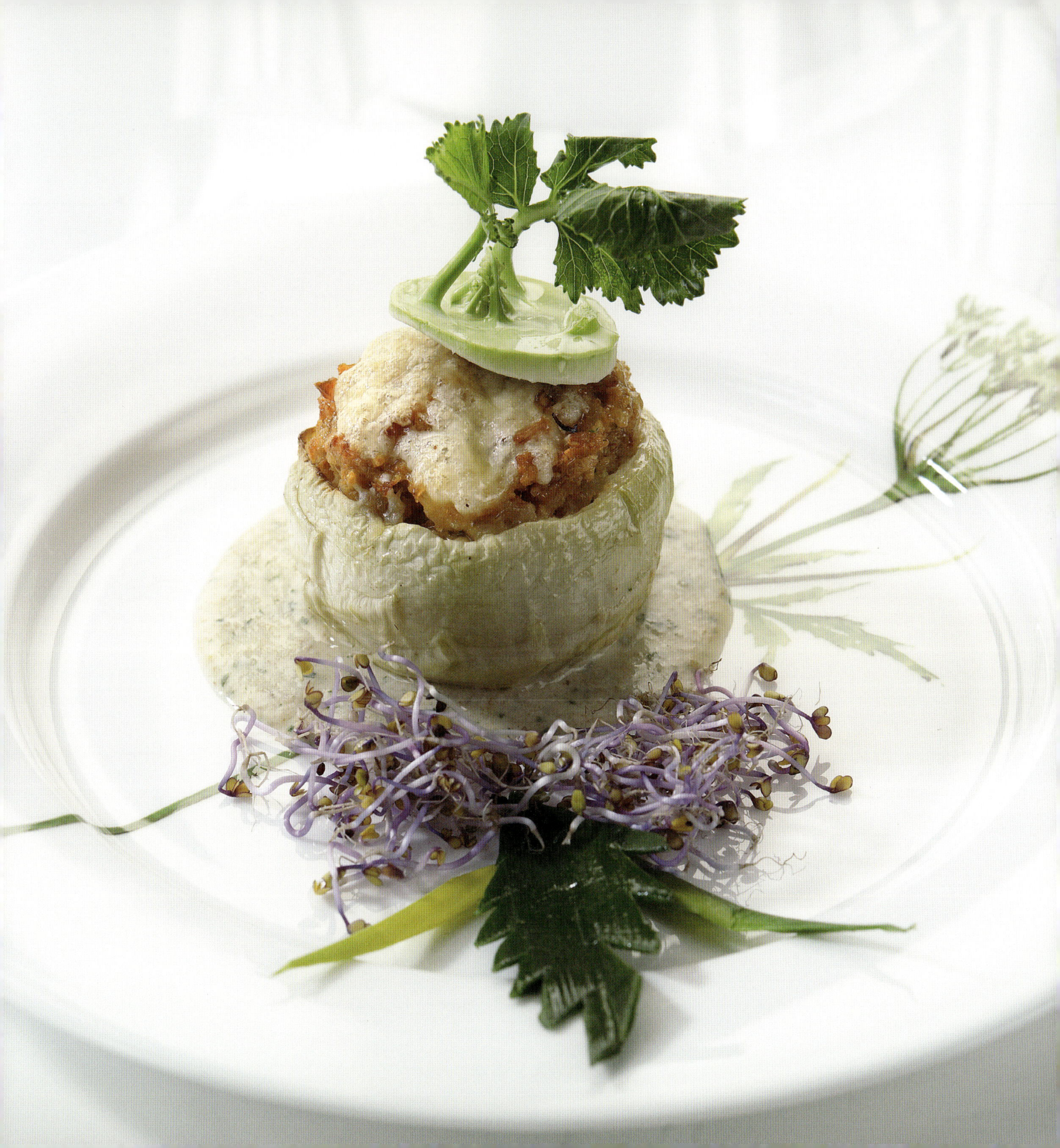

Frischkäseterrine mit Honig-Apfelchutney

Zutaten für 7 Personen:
100 g Landfrischkäse
150 g Schafkäse
100 g Magertopfen
100 g Mascarino
100 g Salatgurke
100 g Sauerrahm
5 Blatt Gelatine
Salz, Pfeffer
Kümmel, gemahlen
Knoblauch

Honig-Apfelchutney:
3 EL Honig
3 mittelgroße Schalotten
2 mittelgroße Äpfel
200 ml Apfelsaft
1 TL Maizena
Salz
weißer Pfeffer
Apfelessig

Gelatine in kaltem Wasser einweichen. Salatgurke schälen, aushöhlen und in kleine Würfel schneiden. Schafkäse ebenfalls in kleine Würfel schneiden und mit Landfrischkäse, Gurkenwürfeln, Magertopfen, Mascarino und Sauerrahm verrühren. Mit Salz, Pfeffer, Kümmel und geriebenem Knoblauch würzen. Gelatine ausdrücken, in einem Topf erwärmen, auflösen und unter die Masse rühren. Masse in eine Terrinenform füllen.

Für das Chutney Äpfel schälen und in kleine Würfel schneiden. Schalotten klein schneiden und in Honig anschwitzen. Apfelsaft mit Maizena verrühren und damit die Schalotten ablöschen und aufkochen lassen. Äpfel dazugeben, Topf vom Herd nehmen und mit Salz, Pfeffer und Apfelessig abschmecken.

Seele/Stress ✓
Sport ✓

	Kcal	Eiweiß	Fett	KH	Bst	BE
1 Portion	220	10 g	13 g	16 g	1 g	1

Terrine vom Buchweizen mit Gemüse

Zutaten für 4 Personen:
150 g Erdäpfel, gekocht und geschält
100 g Sauerrahm
2 Eier
Salz, Pfeffer
Kümmel, gemahlen
Muskat, gemahlen
Thymian
Knoblauch
Majoran

200 g Buchweizen
150 g Gemüsestreifen (gemischt)
dünne Vollkornbrotscheiben
(zum Auslegen der Terrinenform)

Buchweizen in Salzwasser leicht kochen (al dente) und abseihen. Grundmasse herstellen, indem man die gekochten und geschälten Erdäpfel mit Sauerrahm, Eiern und Gewürzen gut mixt.

Mischgemüse waschen, putzen, in feine Streifen schneiden und bissfest garen. Buchweizen und Gemüse unter die Grundmasse heben. Nach Geschmack nachwürzen.

Terrinenform mit Frischhaltefolie und dünnen Vollkornbrotscheiben auslegen. Buchweizenmasse mit dem Gemüse einfüllen und die Masse mit der Frischhaltefolie schließen. Im Heißluftherd ca. 45 Minuten bei 125 °C backen.

Stoffwechsel ✓
Sport ✓

	Kcal	Eiweiß	Fett	KH	Bst	BE
1 Portion	195	8 g	8 g	22 g	2,6 g	2

Eierschwammerl-Schafkäsesülzchen mit Kernöl-Feldsalat

Zutaten für 4 Personen:
500 ml Gemüsebrühe
100 g Gemüse, verschiedenfärbig
100 g Paradeiser, getrocknet
120 g Schafkäse
100 g Eierschwammerl
6 Blatt Gelatine
Salz
Essig
Lorbeer
Senfkörner
Basilikum
Dille
Pfefferkörner

100 g Feldsalat
20 g Kürbiskernöl

Getrocknete Paradeiser und geschnittenes, verschiedenfärbiges Gemüse (z. B. in Perlenform) in Gemüsebrühe weich köcheln lassen und abseihen. Dem heißen Fond Gewürze und Kräuter beigeben und ziehen lassen.

Schafkäse in Scheiben schneiden. Eierschwammerl kurz braten. Die bunten Gemüseperlen, Eierschwammerl und den in Scheiben geschnittenen Schafkäse in kleine Formen legen. Im noch warmen Fond die eingeweichte Gelatine auflösen und vor dem Erkalten die gut gewürzte, abgeseihte Flüssigkeit über das Gemüse, die Eierschwammerl und den Schafkäse gießen. Ca. 2 – 3 Stunden im Kühlschrank kalt stellen und stocken lassen.

Anschließend das Schafkäse-Eierschwammerlsülzchen auf Feldsalat mit Kürbiskernöl servieren.

Rheuma/Gelenke ✓
Herz ✓
Stoffwechsel ✓
Seele/Stress ✓

	Kcal	Eiweiß	Fett	KH	Bst	BE
1 Portion	129	11 g	9 g	2 g	1,9 g	0

Polentaauflauf mit Karotten

Zutaten für 2 Personen:
75 g Polenta (Maisgrieß)
250 ml Milch
30 g Butter
2 Dotter
2 Eiweiß
Salz, Pfeffer
Muskatnuss, gerieben
Majoran, Thymian

feine Karottenstreifen oder
dünne Scheiben Schwarzbrot
(zum Auslegen)

Milch, Butter, Gewürze aufkochen, Polenta einrühren, gut verkochen und leicht überkühlen lassen. Eidotter in die überkühlte Masse einrühren. Das geschlagene Eiweiß unterheben.

Eine Kastenform mit Klarsichtfolie und dünn geschnittenen Karottenstreifen oder mit dünnen Schwarzbrotscheiben auskleiden. Die Masse einfüllen und die Klarsichtfolie schließen. Polentaauflauf ins Wasserbad stellen und bei 110 °C (Ober- und Unterhitze) ca. 50 Minuten garen oder backen.

Seele/Stress ✓
Sport ✓

	Kcal	Eiweiß	Fett	KH	Bst	BE
1 Portion	521	19 g	33 g	38 g	5,8 g	2,5

Schafkäsepralinen im Kürbiskernmantel

Zutaten für 5 Personen:
100 g harter Schafkäse (z. B. Feta)
100 g Topfen
25 g Sauerrahm
Salz, Pfeffer
1 Blatt Gelatine

25 g Kürbiskerne

Schafkäse und Topfen fein reiben oder passieren. Sauerrahm (20 g) zugeben und würzen. Die ausgedrückte Gelatine in 5 g warmem Sauerrahm auflösen und unter die Käsemasse rühren. Zu kleinen Bällchen (mit Hilfe eines Eisportionierers) formen und kühl stellen.

Kürbiskerne einweichen (ca. 10 Minuten), abseihen, salzen und in einer Pfanne ohne Fett langsam rösten. Danach Kürbiskerne fein hacken und die Schafkäsepralinen darin wälzen.

Tipp: Servieren Sie dazu ein herzhaftes Salatbouquet, Chutneys oder ein Basilikumpesto.

Rheuma/Gelenke ✓
Herz ✓
Stoffwechsel ✓
Seele/Stress ✓
Sport ✓

	Kcal	Eiweiß	Fett	KH	Bst	BE
1 Portion	106	7 g	8 g	2 g	0,5 g	0

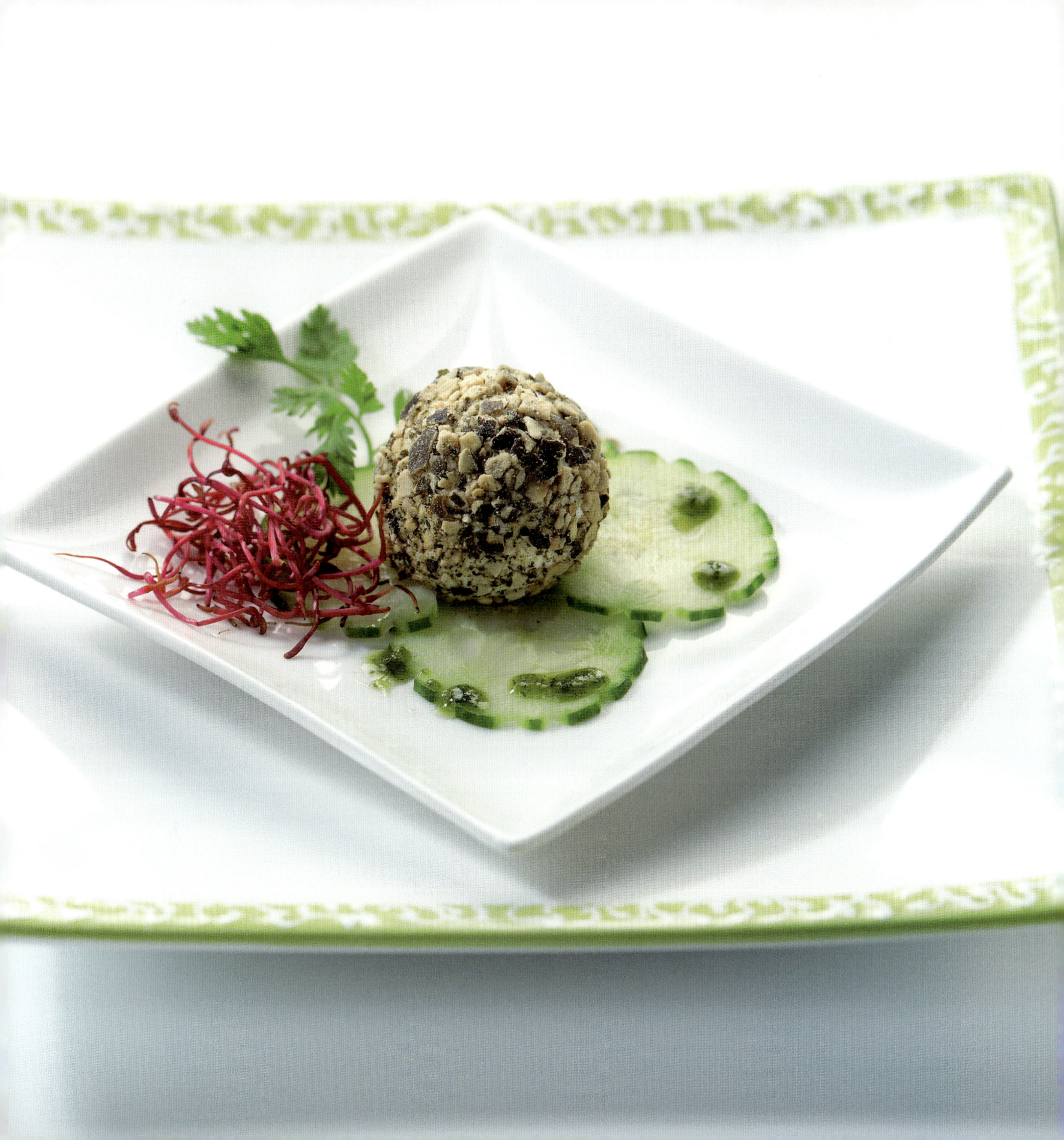

„Xundes" Zucchini-Paradeiser-Gemüse mit Basilikumpesto und Grahambaguette

Zutaten für 6 Personen:
1 Zucchini
300 g Paradeiser
1 gelber Paprika
1 Stange Lauch
1 TL Olivenöl
125 ml Weißwein
Salz
Pfeffer

Basilikumpesto:
5 EL Olivenöl
80 g Pinienkerne
1 Bund Basilikum
Salz
Pfeffer

Grahambaguette

Lauch in feine Ringe schneiden und in etwas Olivenöl anrösten. Zucchini in feine Scheiben schneiden, Paradeiser und Paprika grob würfeln und gemeinsam mit dem Lauch kurz durchrösten. Das Gemüse mit etwas Salz und Pfeffer abschmecken.

Pinienkerne, Olivenöl und Basilikum fein pürieren und abschließend etwas salzen und pfeffern.

Das noch knackige Gemüse auf einem Teller mit Basilikumpesto anrichten. Dazu Grahambaguette servieren.

Rheuma/Gelenke ✓
Herz ✓
Stoffwechsel ✓
Seele/Stress ✓

	Kcal	Eiweiß	Fett	KH	Bst	BE
1 Portion	280	8 g	15 g	25 g	6 g	2

„Xunde" Aufstrichvariationen

Zutaten für 6 Personen:
200 g Erdäpfel
200 g Magertopfen
1/2 kleine Zwiebel
2 EL Joghurt
1 Knoblauchzehe
Salz, Thymian
weißer Pfeffer (aus der Mühle)

Erdäpfelkäs: Erdäpfel mit der Schale kochen, schälen und noch heiß pressen. Topfen und Joghurt cremig rühren und nach und nach Erdäpfel sowie gehackte Zwiebel und Knoblauch beigeben. Den Erdäpfelkäs mit wenig Salz und Pfeffer abschmecken und mit frischem Thymian garnieren.

Zutaten für 6 Personen:
250 g Magertopfen
1/2 Becher Joghurt
150 g Rauchschinken
2 EL Kren, frisch gerissen
1 TL Senf
Salz, Schnittlauch
Pfeffer (aus der Mühle)

Schinken-Kren-Topfen: Topfen und Joghurt mit einem Schneebesen cremig rühren und fein geschnittenen Schinken sowie Kren und Senf beifügen. Den Schinken-Kren-Topfen mit wenig Salz und Pfeffer abschmecken und mit frischem Schnittlauch garnieren.

Zutaten für 6 Personen:
250 g Magertopfen
3 EL Kürbiskernöl
4 EL Kürbiskerne
Salz
Pfeffer (aus der Mühle)

Kürbiskernaufstrich: Mit einem Schneebesen Topfen und Kürbiskernöl cremig rühren, gehackte Kürbiskerne untermengen und mit Salz und Pfeffer abschmecken.

	Kcal	Eiweiß	Fett	KH	Bst	BE
1 Portion	360	27 g	5 g	50 g	11 g	5

Nährwerte pro Portion und inkl. Brot

Rheuma/Gelenke ✓ Herz ✓ Stoffwechsel ✓ Seele/Stress ✓ Sport ✓

Grünkernaufstrich

Zutaten für 5 Personen:
100 g Grünkern
1000 ml Gemüsesuppe
1 kleine Schalotte
1/2 Paprika
1 EL Walnussöl
100 g Magertopfen
1 EL Sauerrahm
1 Essiggurkerl
1 TL Senf
Salz, Pfeffer
Knoblauch
Kräuter

Grünkern in Gemüsesuppe sehr weich kochen, abseihen, auskühlen lassen und fein faschieren. Schalotte fein hacken, Paprika würfelig schneiden und beides in Öl anschwitzen. Gemüse zur Grünkernmasse hinzufügen. Topfen, Sauerrahm und würfelig geschnittenes Essiggurkerl ebenfalls untermengen.

Aufstrich mit den Gewürzen und Kräutern kräftig abschmecken.

Rheuma/Gelenke ✓
Herz ✓
Stoffwechsel ✓
Seele/Stress ✓
Sport ✓

	Kcal	Eiweiß	Fett	KH	Bst	BE
1 Portion	160	6 g	8 g	16 g	3 g	1

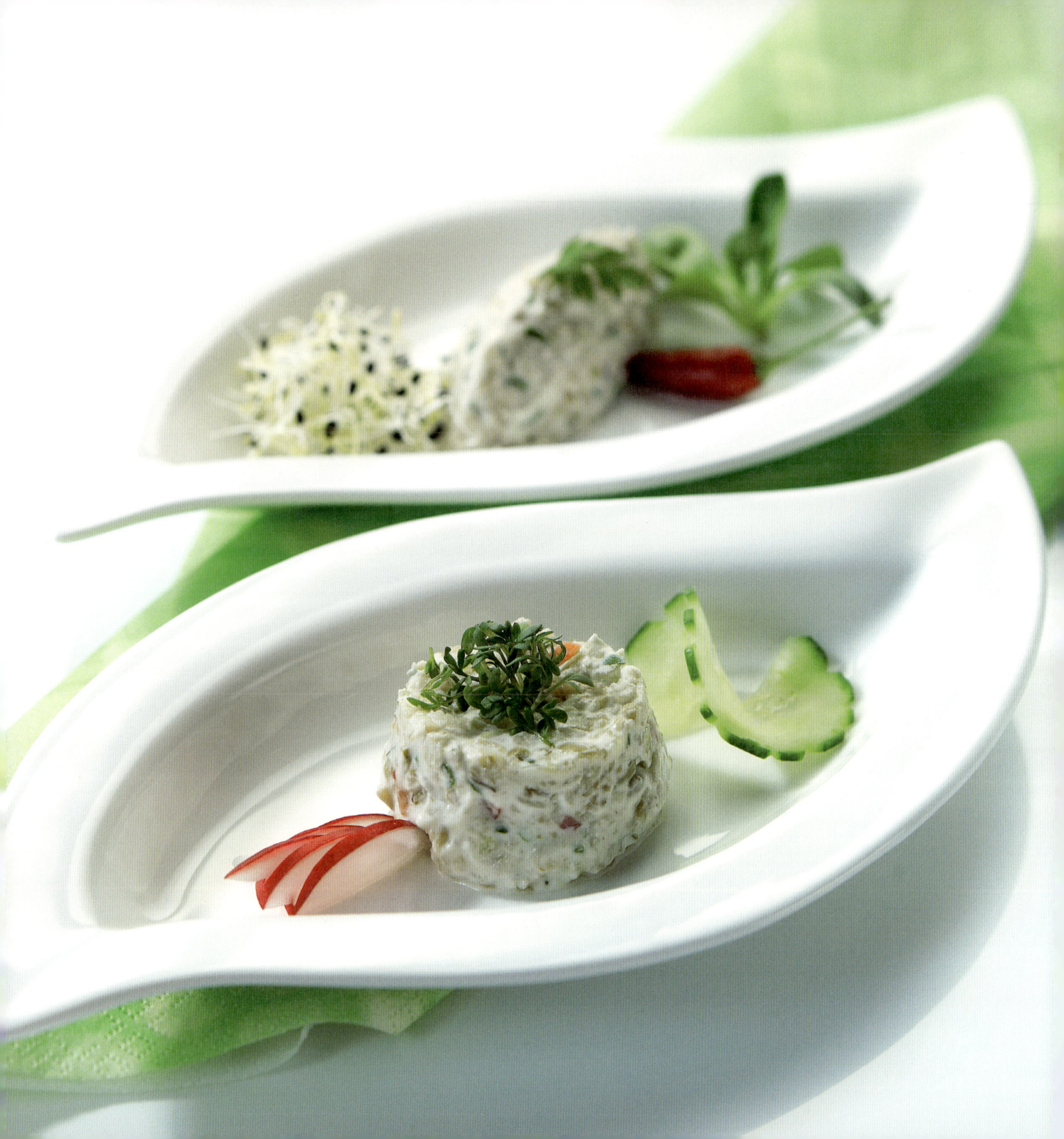

Tatar von der geräucherten Bachforelle mit Dillmousseline

Zutaten für 4 Personen:
240 g geräucherte Bachforelle
200 g Sauerrahm
1 EL Dille, gehackt
Salz, Pfeffer
10 ml Zitronensaft
40 g rote Zwiebeln, fein geschnitten

Die geräucherten Bachforellenfilets in kleine Würfel schneiden. Alle Zutaten verrühren, abschmecken und ca. 1/2 Stunde rasten lassen. Die Masse mit 2 Esslöffeln zu Nockerln formen, mit einem Ausstecher in Form bringen oder in Tortenförmchen anrichten.

Seele/Stress ✓
Sport ✓

	Kcal	Eiweiß	Fett	KH	Bst	BE
1 Portion	160	16 g	10 g	3 g	0 g	0

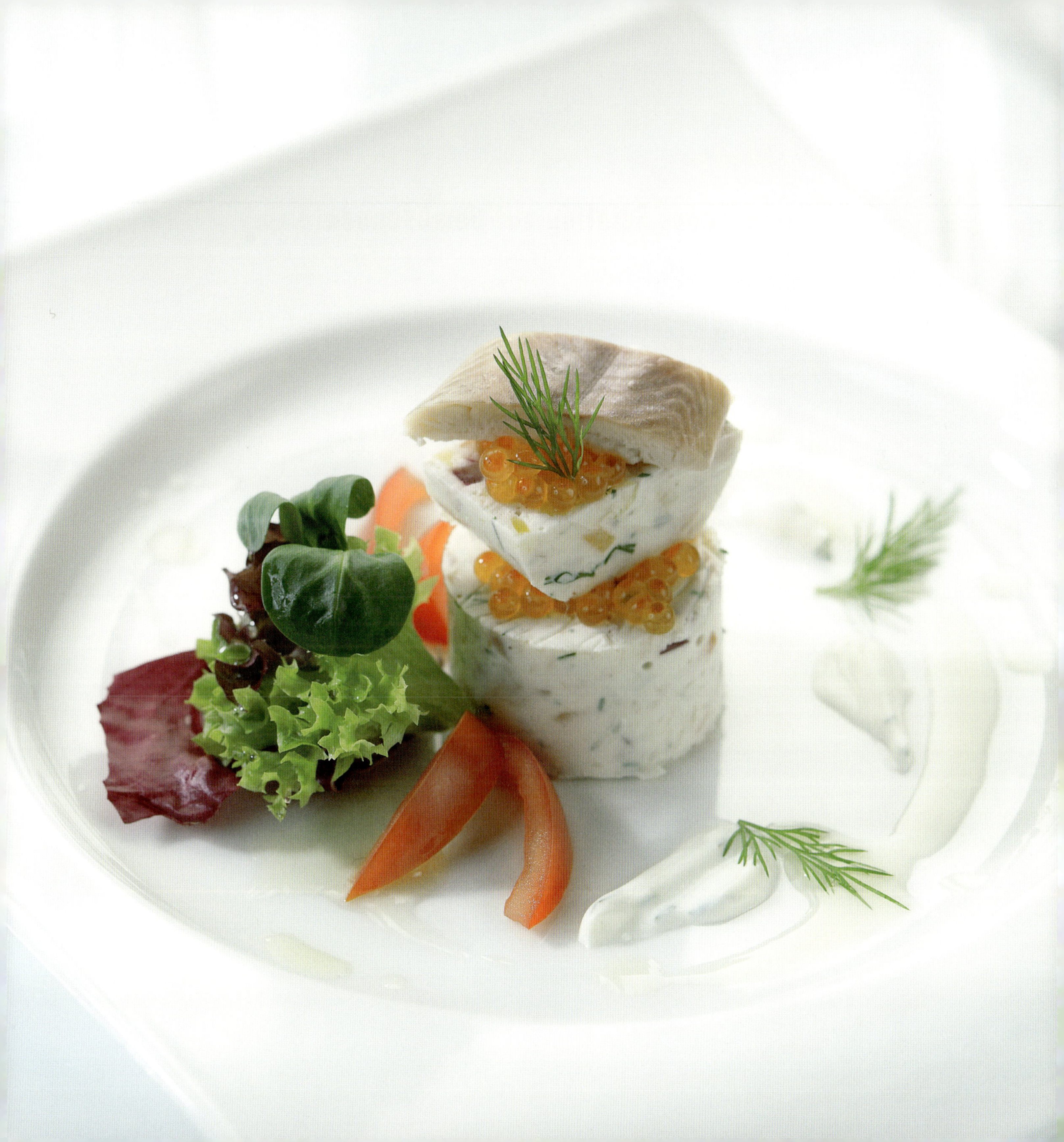

Gebratener Saibling auf Gemüsenudeln

Zutaten für 4 Personen:
300 g Saiblingsfilet mit Haut, entgrätet
Salz
Pfeffer (aus der Mühle)
1 EL Olivenöl
1 Knoblauchzehe

Gemüsenudeln:
80 g Vollkornbandnudeln
1 Zucchini
200 g Cocktailparadeiser
125 ml Gemüsebrühe
125 ml Milch
1 EL Dinkelmehl
Salz
Pfeffer
Basilikum

Gemüsenudeln: Die Vollkornbandnudeln al dente garen. Die Zucchini in feine Streifen schneiden, in etwas Gemüsebrühe kurz andünsten. Cocktailparadeiser und Gewürze beifügen und mit in Milch gelöstem Mehl leicht binden. Die Teigwaren und das Gemüse abschließend vermengen und frische Kräuter beifügen.

Die Saiblingsfilets auf der Hautseite ziselieren (leicht einschneiden) und würzen. Olivenöl erhitzen, die Fischfilets auf der Hautseite knusprig braten, Knoblauchzehe halbieren und beigeben.

Die Gemüsenudeln auf einem Teller anrichten, die Saiblingsfilets daraufsetzen und mit Basilikumblättern garnieren.

Rheuma/Gelenke ✓
Herz ✓
Stoffwechsel ✓
Seele/Stress ✓
Sport ✓

	Kcal	Eiweiß	Fett	KH	Bst	BE
1 Portion	200	19 g	5 g	17 g	4 g	1

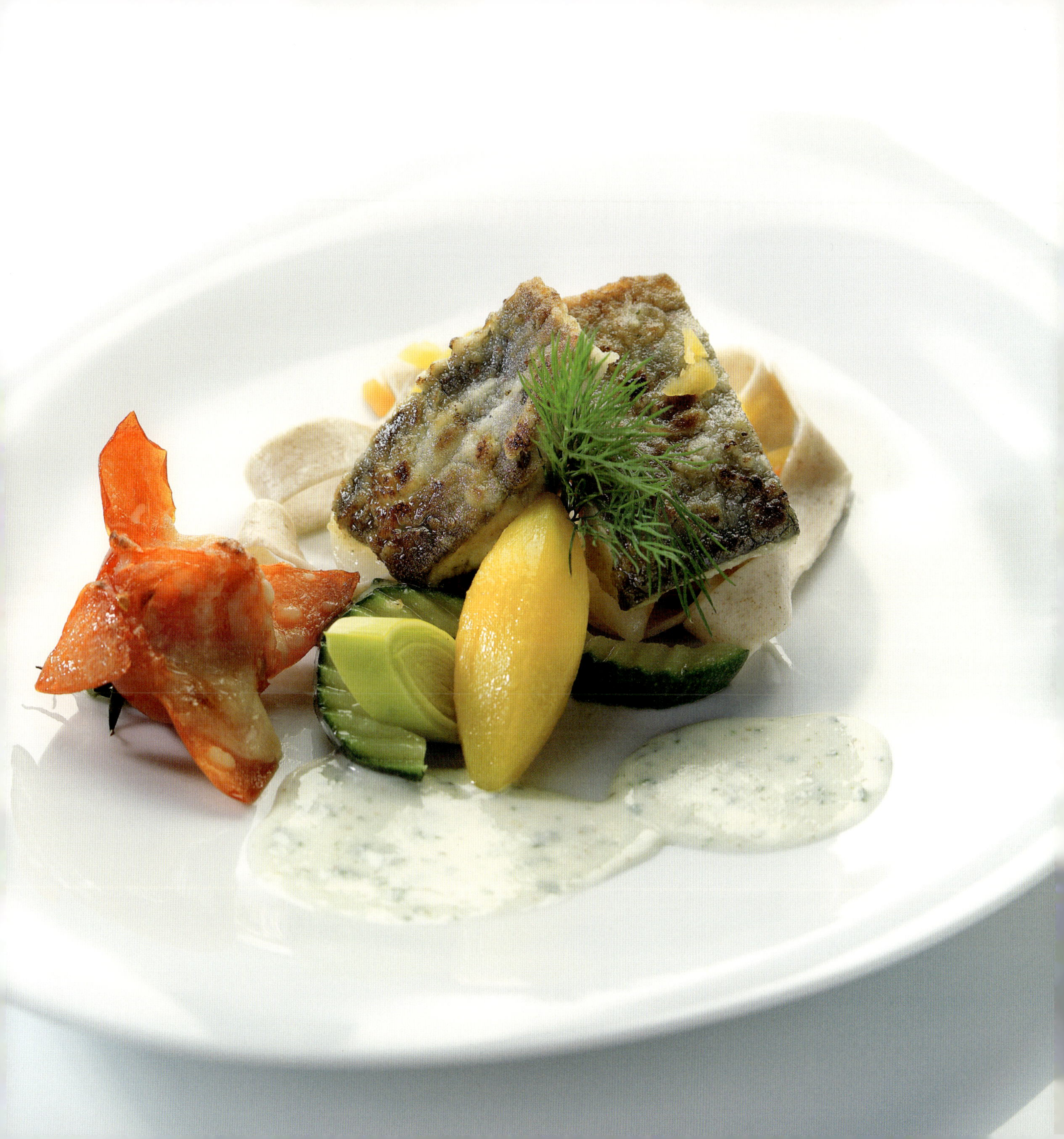

Räucherfisch-Aufstrichtürmchen mit Lachsröschen

Zutaten für 10 Personen:
2 Räucherforellenfilets (à 120 g)
100 g Hüttenkäse
1 rote Zwiebel
1 roter Paprika
1 gelber Paprika
Schnittlauch
Dille
Limettensaft
Salz
weißer Pfeffer (aus der Mühle)

4 Grahamtoastbrote
1 TL Olivenöl

1/2 Gurke
20 lange Schnittlauchhalme

5 Räucherlachsfilets (à 50 g)

Zwiebel fein hacken, Paprika feinwürfelig schneiden und Kräuter grob hacken. Räucherforellenfilets mit der Gabel fein zerdrücken und mit dem Hüttenkäse, der Zwiebel und dem Paprika vermengen. Die Masse mit Zitronensaft, Salz sowie Pfeffer abschmecken. Schnittlauch und Dille beifügen.

Die Grahamtoastbrote entrinden, in gleichmäßige Rhomben schneiden und auf beiden Seiten in wenig Olivenöl kurz rösten. Die Gurke in feine Streifen schneiden.

Auf jedes der kleinen Grahamtoastbrote 1 EL Räucherforellentatar setzen, jeweils mit 1 Gurkenstreifen umschließen und mit 2 Schnittlauchhalmen zusammenbinden. Auf jedes der Türmchen ein halbes Lachsfilet in Form eines Röschens platzieren und mit frischen Kräutern garnieren.

Rheuma/Gelenke ✓
Herz ✓
Stoffwechsel ✓
Seele/Stress ✓
Sport ✓

	Kcal	Eiweiß	Fett	KH	Bst	BE
1 Portion	120	13 g	4 g	10 g	2 g	1

Räucherforellenparfait

Zutaten für 12 Personen:
400 g Räucherforellenfilets
Salz, Pfeffer
Zitronensaft
Muskat
16 g Gelatine
62,5 ml Weißwein
100 ml Joghurt
1/2 Becher Cremefine
90 g roter Paprika
90 g gelber Paprika
90 g grüner Paprika
10 Mangoldblätter

Räucherforellenfilets in Würfel schneiden, würzen, pürieren und durch ein Sieb streichen. Gelatine einweichen, in Weißwein auflösen und mit Joghurt glatt rühren, unter die Forellenmasse rühren und das halb geschlagene Cremefine unterziehen. Paprika in Stücke schneiden, kurz dämpfen und auskühlen lassen und unter die Forellenmasse mischen.

Eine Terrinenform mit blanchierten Mangoldblättern auskleiden und die Masse gleichmäßig daraufstreichen. Mit Mangoldblättern abschließen und mindestens vier Stunden kalt stellen. Danach Parfait aus der Form geben und entsprechend portionieren.

Herz ✓
Stoffwechsel ✓

	Kcal	Eiweiß	Fett	KH	Bst	BE
1 Portion	70	8 g	2 g	0,5 g	0,5 g	0

Lauwarmer Saibling auf Apfel-Selleriesalat mit karamellisierten Walnüssen

Zutaten für 4 Personen:
150 g Sellerie, gewaschen und geputzt
150 g Äpfel, geschält
etwas Sauerrahm
Salz, Pfeffer
Himbeeressig, Ingwer

30 g Walnüsse
etwas Walnussöl (zum Anrösten)

ca. 350 g Saibling, zugeputzt
etwas Walnussöl

Sellerie und Äpfel raspeln. Mit Sauerrahm und Pfeffer, Salz, Himbeeressig und Ingwer abschmecken. Die Walnüsse in Walnussöl anrösten. Saibling in Walnussöl kurz anbraten. Bei 80 °C ca. 10 Minuten garen.

Apfel-Selleriesalat in gehäufter Form in die Mitte des Tellers platzieren. Saibling daraufsetzen und mit den gerösteten Walnüssen verfeinern.

Rheuma/Gelenke ✓
Herz ✓
Sport ✓

	Kcal	Eiweiß	Fett	KH	Bst	BE
1 Portion	230	20 g	12 g	8 g	2,5 g	1

Rote Rübenknödel gefüllt mit Räucherfisch

Zutaten für 12 Stück: (4 Portionen)

Brandteig:
250 ml Roter Rübensaft
125 ml Milch
100 g Butter
200 g Mehl
3 Eier
1 Dotter
Salz
Muskatnuss
Kümmel, gemahlen
Thymian

280 g Räucherfisch (Forelle, Wels etc.)
1 EL Sauerrahm
1 EL Petersilie, gehackt
Halmrüben (200 g/pro Portion)

Roten Rübensaft ca. um 1/3 der Menge gut einköcheln lassen. Reduzierten Rübensaft mit Milch, Gewürzen und Butter aufkochen. Mehl mit einem Kochlöffel unterrühren und die Masse gut abrösten. Eier und Dotter nach und nach in die etwas überkühlte Masse einrühren.

Für die Fülle den in Würfel geschnittenen Räucherfisch mit etwas Sauerrahm und gehackter Petersilie verrühren. Anschließend die Räucherfischfülle mit der Knödelmasse umhüllen. Die Knödel in eine Hülle von Klarsichtfolie geben und diese mit einem Garn zubinden (auf diese Weise bleibt die kräftige Farbe erhalten). Knödel in kochendem Salzwasser gar ziehen lassen.

Knödel aus dem Wasser nehmen, die Klarsichtfolie entfernen, auf die geraspelten und gekochten Halmrüben (Weiße Rüben) legen und servieren.

Seele/Stress ✓

	Kcal	Eiweiß	Fett	KH	Bst	BE
1 Portion	552	27 g	30 g	42 g	2,1 g	3,5 (4)

Karpfen-Wurzelsulz mit Mohnölvinaigrette

Zutaten für 4 Personen:
200 g Wurzelgemüse (Sellerie, Gelbe Rübe, Karotten)
1 Zwiebel
Wasser
Salz
Gewürzsäckchen mit Pfefferkörnern, Lorbeerblatt, Thymian, Knoblauch, Wacholder und Zitronenschale
Essig
400 g Karpfenfilet
30 g Gelatinepulver pro 500 ml zubereiteten Fond

Mohnölvinaigrette:
1 kleine rote Zwiebel, feinwürfelig geschnitten
1 gelber Paprika, würfelig geschnitten
2 EL gehackte Kräuter (Petersilie, Kresse, Schnittlauch, Dille)
3 EL Essig
3 EL Mohnöl
Salz, Pfeffer

Wurzelgemüse und Zwiebel feinnudelig schneiden und mit Wasser, Salz und dem Gewürzsäckchen weich dünsten. Anschließend das gedünstete Gemüse aus dem entstandenen Fond herausnehmen. Bevor die Karpfenstücke in diesem Fond ca. 15 Minuten vorsichtig weich gekocht werden, einen kleinen Schuss Essig zugeben.

Die gekochten Karpfenfilets aus dem Fond herausnehmen, überkühlen lassen und eventuell die Haut abziehen. Anschließend den Fond durch ein Passiertuch seihen und abschmecken. Gelatine in einem 1/8 l des überkühlten Fonds aufweichen. Diese dann bei kleiner Hitze im restlichen Fond auflösen.

Fischfilet und Wurzelgemüse in eine Form geben, mit geliertem Fond übergießen und 4 Stunden kalt stellen.

Für die Mohnölvinaigrette alle Zutaten vermischen und mit Salz und Pfeffer abschmecken. Karpfen-Wurzelsulz mit Mohnölvinaigrette anrichten und servieren.

Rheuma/Gelenke ✓
Herz ✓
Stoffwechsel ✓
Seele/Stress ✓
Sport ✓

	Kcal	Eiweiß	Fett	KH	Bst	BE
1 Portion	150	15 g	8 g	4 g	2 g	0

Apfel-Gemüse-Salat mit geräucherter Hühnerbrust

Zutaten für 4 Personen:
100 g Radieschen
100 g Karotten
100 g Sojabohnensprossen
200 g Jungzwiebeln
400 g säuerliche Äpfel
2 EL Apfelessig
20 g Sesamöl
1 EL Sojasoße
weißer Pfeffer, frisch gemahlen
Salz
2 EL (10 g) Sesam
200 g geräucherte Hühnerbrust

Die Sojabohnensprossen waschen und abtropfen lassen. Die Jungzwiebeln in feine Ringe schneiden. Essig, Öl, Sojasoße, Pfeffer und wenig Salz verrühren. Karotten, Radieschen sowie die geschälten Äpfel grob raspeln, mit den Zwiebeln und Sojasprossen mischen und marinieren.

Die Sesamsamen ohne Öl goldgelb anrösten und abkühlen lassen. Die Hühnerbrust in sehr feine Streifen schneiden und unter den Salat mengen.

Den Salat auf Tellern anrichten und mit geröstetem Sesam bestreut servieren.

Rheuma/Gelenke ✓
Herz ✓
Stoffwechsel ✓
Seele/Stress ✓
Sport ✓

	Kcal	Eiweiß	Fett	KH	Bst	BE
1 Portion	190	15 g	8 g	15 g	5,5 g	1

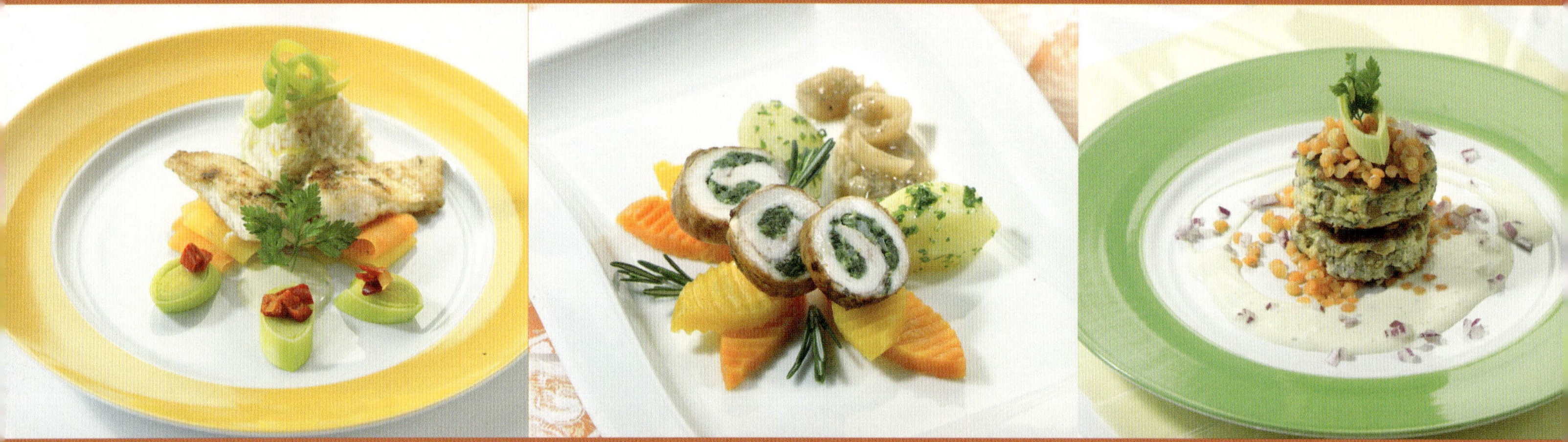

Hauptspeisen

Dinkelbraten

Zutaten für 4 Personen:
1 kleine Zwiebel
40 g Sellerie
1 kleine Karotte
1/2 Stange Lauch
250 ml Gemüsesuppe
160 g Dinkel, grob geschrotet
2 Eier
40 g Mandeln, gehobelt
40 g Haselnüsse, gerieben
20 g Vollkornbrösel
70 g Käse (35 % F.i.T.), gerieben
2 EL Sauerrahm
Salz, Pfeffer
Petersilie, Thymian, Rosmarin
Schnittlauch, Oregano
Knoblauch

Zwiebel fein hacken, Sellerie und Karotte grob raspeln, Lauch in Ringe schneiden. Gemüsesuppe zum Kochen bringen, Dinkel und Gemüse zugeben und weich dünsten.

Eier in Dotter und Klar trennen. Mandeln, Haselnüsse, Brösel, Käse, Sauerrahm und Eidotter mit der Dinkelmasse vermengen. Eiklar zu Schnee schlagen und vorsichtig unter die Getreidemasse heben. Mit Gewürzen und Kräutern abschmecken.

Eine Kastenform mit Backtrennpapier auslegen, Masse einfüllen und im Rohr bei 180 °C ca. 20 Minuten backen.

Tipp: Statt Dinkel eignet sich auch Grünkern sehr gut.

Rheuma/Gelenke ✓
Herz ✓
Stoffwechsel ✓
Sport ✓

	Kcal	Eiweiß	Fett	KH	Bst	BE
1 Portion	420	18 g	23 g	34 g	7,5 g	2

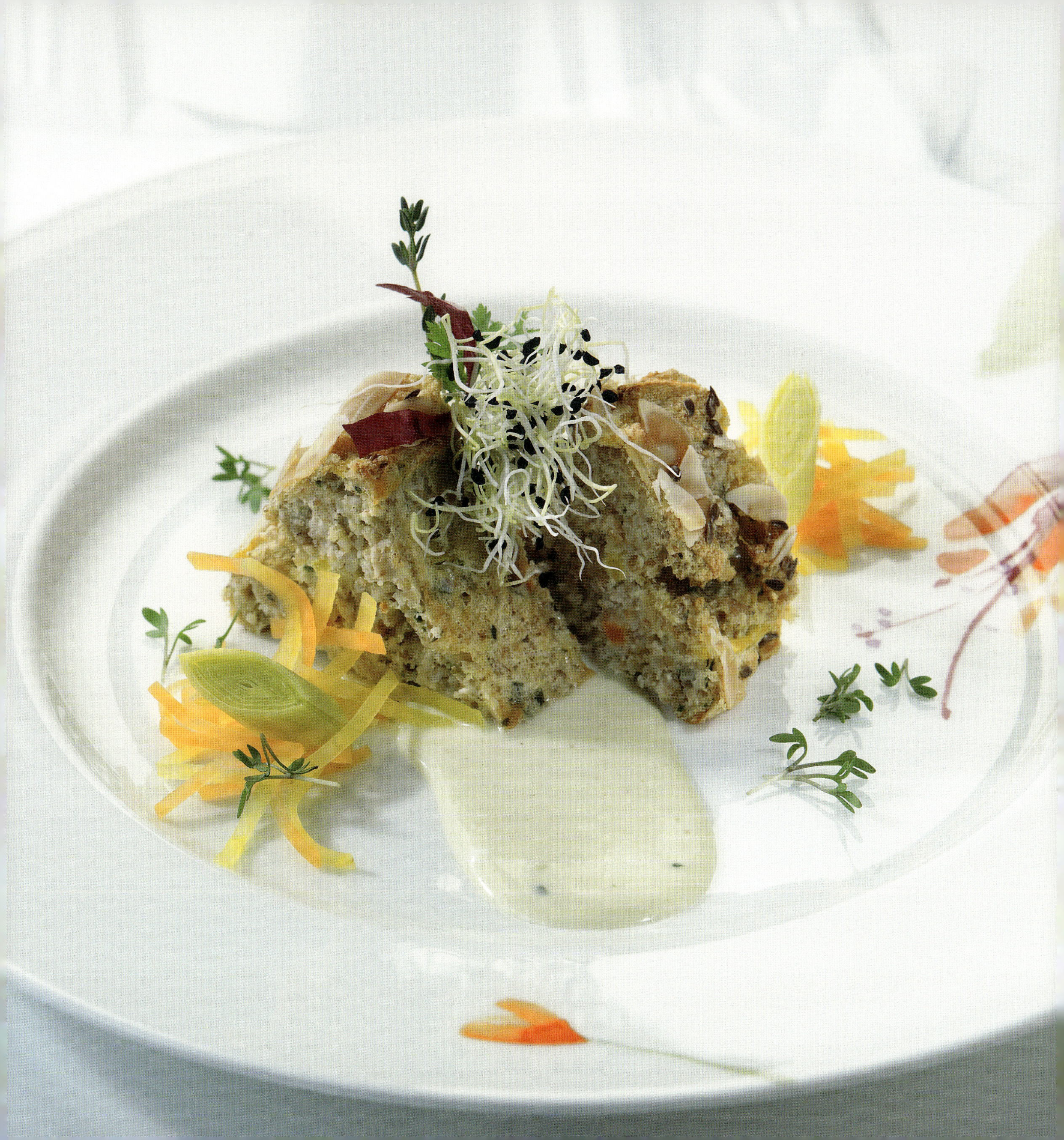

Dinkelpalatschinken mit Schwammerlfülle auf Kohlrabi-Erdäpfelpüree

Zutaten für 4 Personen:

Palatschinken:
100 g Dinkelvollkornmehl
250 ml Halbfettmilch
1 Ei
1 EL Rapsöl

Schwammerlfülle:
1 große Zwiebel
400 g Schwammerl
Weißwein
Salz
Pfeffer
Petersilie
Majoran
1 Ei

Kohlrabi-Erdäpfelpüree:
450 g Erdäpfel
450 g Kohlrabi
100 ml Halbfettmilch
Salz
Kresse

Palatschinken: Mehl, Milch und Ei zu einem glatten Teig verrühren und mindestens 20 Minuten rasten lassen. Anschließend in einer heißen Pfanne mit wenig Öl dünne Palatschinken ausbacken.

Schwammerlfülle: Schwammerl putzen, grob hacken, mit fein gewürfelter Zwiebel in einer Pfanne gut durchrösten und mit etwas Weißwein ablöschen. Ei beifügen und frisch gehackte Kräuter und Gewürze untermengen.

Kohlrabi-Erdäpfelpüree: Erdäpfel und Kohlrabi schälen, vierteln, in Salzwasser weich kochen, abseihen und passieren. Heiße Milch mit einem Schneebesen unter die Erdäpfelmasse ziehen und mit Muskatnuss abschmecken.

Die Palatschinken mit der Schwammerlmasse füllen, auf Kohlrabi-Erdäpfelpüree anrichten und mit frischer Kresse garnieren.

Rheuma/Gelenke ✓
Herz ✓

	Kcal	Eiweiß	Fett	KH	Bst	BE
1 Portion	325	16 g	10 g	42 g	12 g	3

Erdäpfelpuffer mit Paprikakraut

Zutaten für 4 Personen:
800 g Erdäpfel
1 kleine Zwiebel
1 EL Stärkemehl
1 EL Grieß
1 Ei
Salz, Pfeffer
Muskat
Knoblauch
evtl. etwas Milch
2 EL Sonnenblumenöl

Paprikakraut:
1 Zwiebel
1 TL Sonnenblumenöl
1 mittelgroßer Krautkopf
1/2 roter Paprika
2 EL Paprikapulver
Salz, Pfeffer
1 TL Stärkemehl
125 ml Wasser

Erdäpfel dämpfen, schälen und durch eine Erdäpfelpresse drücken. Zwiebel fein hacken. Anschließend Stärkemehl, Grieß, Ei, Zwiebel, Knoblauch und die Gewürze unter die gepressten Erdäpfel mischen. Falls die Erdäpfelmasse zu fest ist, etwas Milch zugeben. Masse mit der flachen Hand zu Flecken flachdrücken und in einer mit Öl ausgepinselten Pfanne beidseitig braten.

Für das Paprikakraut Zwiebel in Ringe schneiden und in Öl anschwitzen. Kraut fein hobeln und beigeben, Paprika kleinwürfelig schneiden und ebenfalls zugeben. Mit Paprikapulver, Salz und Pfeffer würzen. Zum Binden Stärkemehl mit Wasser glatt rühren und zum Kraut hinzufügen.

Tipp: Sie können die Erdäpfelpuffer auch im Backrohr auf einem Blech (mit Backtrennpapier ausgelegt) bei 180 °C ca. 40 Minuten backen.

Rheuma/Gelenke ✓
Herz ✓
Stoffwechsel ✓

	Kcal	Eiweiß	Fett	KH	Bst	BE
1 Portion	250	9 g	8 g	46 g	12 g	3,5

Dinkelpuffer auf Wokgemüse

Zutaten für 4 Personen:
100 g Dinkel, roh
250 ml Gemüsesuppe
1 kleine Zwiebel
1 TL Öl
150 g Gemüse, gewürfelt (Karotte, Sellerie, Gelbe Rübe)
3 EL Magertopfen
15 g Vollkornbrösel
50 g geriebener Käse (45 % F.i.T.)
3 Eier
Salz, Pfeffer
Knoblauch
Petersilie
1 EL Sonnenblumenöl (zum Braten)

Wokgemüse:
1 mittelgroße Schalotte
2 mittelgroße Karotten
1/2 Sellerieknolle
4 EL Sesamöl
1 EL Ketchup
1 Schuss Essig
250 ml Gemüsesuppe
125 ml Orangensaft
50 ml Sojasoße
1 EL Maizena
Salz, Pfeffer, Curry, Ingwer
1/2 roter Paprika
1/2 gelber Paprika
50 g Keimlinge

Dinkel in Gemüsesuppe weich kochen. Fein gehackte Zwiebel mit gewürfeltem Gemüse in wenig Öl anrösten und mit abgeseihtem Dinkel vermengen. Magertopfen, Vollkornbrösel, geriebenen Käse und Eidotter beimengen. Aus Eiklar Schnee schlagen und unterheben. Mit Salz, Pfeffer, Knoblauch und gehackter Petersilie abschmecken. Aus der Masse Laibchen formen und in wenig Öl knusprig braten.

Tipp: Dinkelpuffer eignen sich auch gut als Beilage zu diversen Fleisch- und Fischgerichten.

Wokgemüse: Schalotte vierteln, Karotten und Sellerie in Streifen schneiden. Gemüse in Öl scharf anbraten. Ketchup dazugeben, kurz mitrösten, mit Essig ablöschen und mit Gemüsesuppe, Orangensaft und Sojasoße aufgießen. Maizena mit etwas Wasser verrühren, das Gemüse damit binden und aufkochen lassen. Wokgemüse mit den Gewürzen abschmecken. Paprika würfelig schneiden. Kurz vor dem Anrichten Paprikawürferl und Keimlinge dazugeben.

	Kcal	Eiweiß	Fett	KH	Bst	BE
1 Portion	170	4 g	12 g	13 g	6 g	0,5

Rheuma/Gelenke ✓ Herz ✓ Stoffwechsel ✓ Seele/Stress ✓ Sport ✓

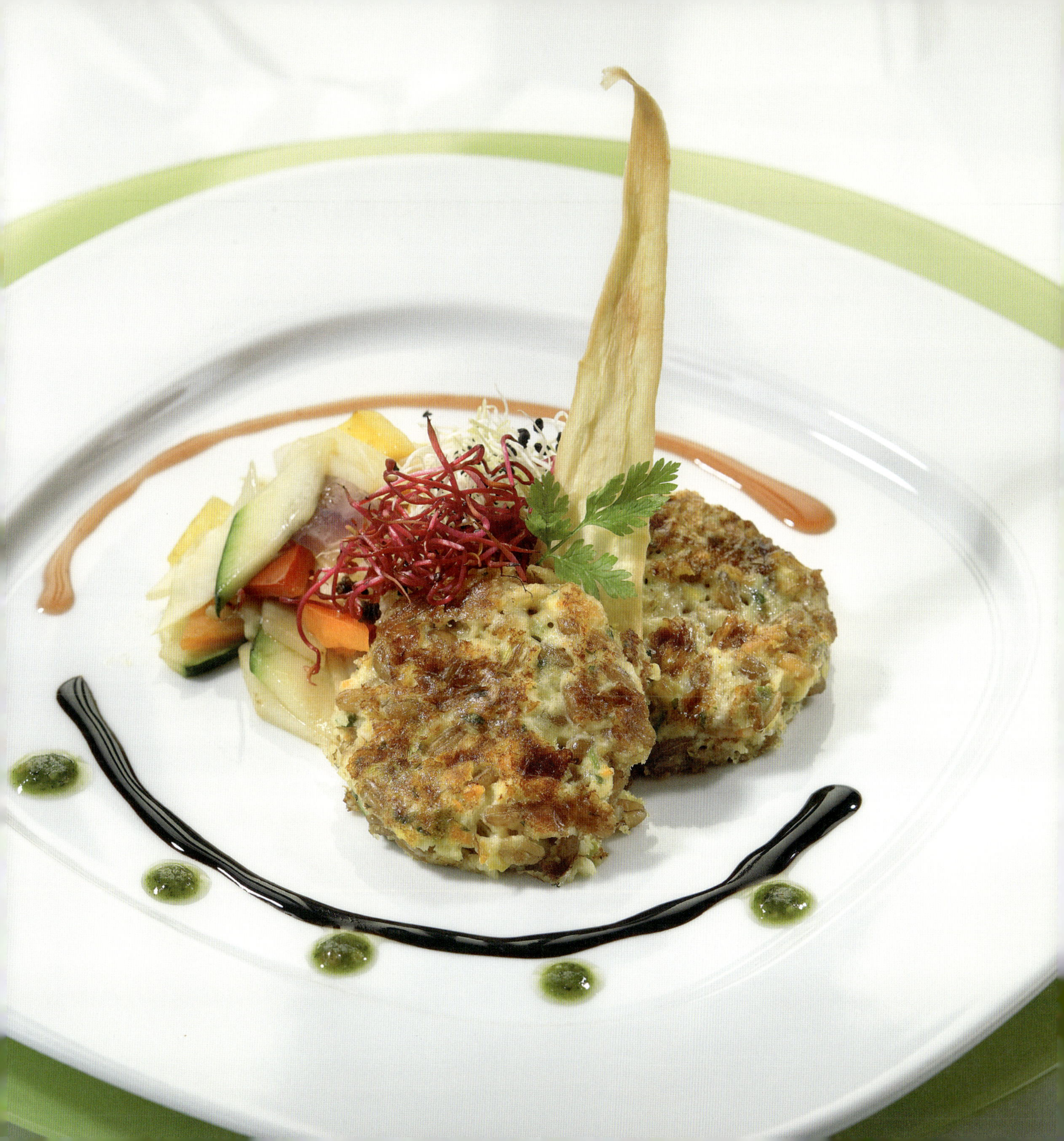

Gemüse-Chili mit Bohnen und Emmerreis

Zutaten für 6 Personen:
180 g Emmerreis
250 ml Tomatensaft
2 Zwiebeln
2 Karotten
4 Knoblauchzehen
150 g Champignons
je 1 rote und gelbe Paprikaschote
50 g getrocknete Tomaten (in Öl)
2 EL Olivenöl
3 TL Chilipulver
1 – 2 TL Kümmel, gemahlen
4 EL Tomatenmark
500 ml Gemüsesuppe
400 g geschälte Tomaten
400 g rote Bohnen, gekocht
400 g weiße Bohnen, gekocht
Salz
Cayennepfeffer

Emmerreis in doppelter Salzwassermenge und Tomatensaft weich kochen. Zwiebel, Karotten, Paprika, getrocknete Tomaten in feine Würfel schneiden, Knoblauch und Champignons fein hacken.

Zwiebel und Knoblauch in wenig Öl kurz andünsten, Karotten und Champignons beifügen und ebenfalls andünsten. Chilipulver, Kümmel und Tomatenmark unterrühren und kurz mitdünsten, mit Gemüsesuppe ablöschen. Tomaten zerdrücken und mit dem entstandenen Saft, den getrockneten Tomaten, dem eingangs gekochten Emmerreis und Paprikawürfeln in den Topf geben. Aufkochen lassen und bei mittlerer Hitze 15 Minuten kochen, nach 10 Minuten die Bohnen beifügen und vor dem Servieren mit Cayennepfeffer und Salz würzen.

Rheuma/Gelenke ✓
Herz ✓
Stoffwechsel ✓

	Kcal	Eiweiß	Fett	KH	Bst	BE
1 Portion	250	8 g	7 g	34 g	18 g	2,5

Gemüse-Tofuspießchen

Zutaten für 4 Personen:
400 g Tofu (auch geräuchert)
8 kleine Champignons
2 Pfefferoni
1 kleine Zwiebel
4 Kirschtomaten
1/4 Zucchini
100 g Melanzani

Grillmarinade:
3 EL Rotwein
3 EL Olivenöl
2 EL Zitronensaft
1 EL Senf
1 EL gehackte Petersilie
weißer Pfeffer
je 1 TL Oregano, Thymian und Rosmarin
1 TL Weinbrand
2 gepresste Knoblauchzehen

Alle Zutaten der Grillmarinade verrühren. Tofu in etwa 3 cm große Würfel schneiden, mit der Marinade übergießen und ca. 1 Stunde marinieren lassen. Zwiebel vierteln und die Blätter lösen. Champignons putzen und waschen, Pfefferoni entkernen und in Stücke schneiden.

Wenn Holzspieße verwendet werden, diese vorher in Wasser legen und dann mit Olivenöl bepinseln. Abwechselnd Tofuwürfel, Champignons, Zwiebelblätter, Pfefferoni, Tomaten, Zucchini- und Melanzanistücke auf Spieße stecken. Mit verbliebener Marinade und Öl bestreichen und auf heißem Grillrost – unter mehrmaligem Wenden – rasch grillen.

Tipp: Als Beilage ist Quinoa empfehlenswert.

Rheuma/Gelenke ✓
Stoffwechsel ✓
Seele/Stress ✓
Sport ✓

	Kcal	Eiweiß	Fett	KH	Bst	BE
1 Portion	190	10 g	11 g	5 g	2 g	0

Erdäpfel-Linsenlaibchen

Zutaten für 6 Personen:
1 große Zwiebel
1 EL Öl
200 g Linsen (gekocht gewogen)
200 g mehlige Erdäpfel, gekocht
1 Essiggurkerl
100 g Gemüsewürferl (Karotte, Gelbe Rüben, Sellerie)
3 Eier
70 g Semmelbrösel
Salz, Pfeffer
Knoblauch
Senf
Petersilie
3 EL Öl (zum Braten)

Gehackte Zwiebel in Öl anschwitzen. Gekochte Erdäpfel passieren und gemeinsam mit den Linsen hinzufügen. In Würfel geschnittene Essiggurkerl mit Gemüsewürferln, Eiern und Semmelbröseln vermischen. Mit Salz, Pfeffer, Knoblauch, Senf und Petersilie abschmecken. Alles zusammenfügen und Laibchen formen.

In Öl beidseitig braten und im Rohr bei 160 °C ca. 10 Minuten fertig backen.

Rheuma/Gelenke ✓
Herz ✓
Stoffwechsel ✓

1 Portion	Kcal	Eiweiß	Fett	KH	Bst	BE
	220	9 g	11 g	22 g	4 g	1

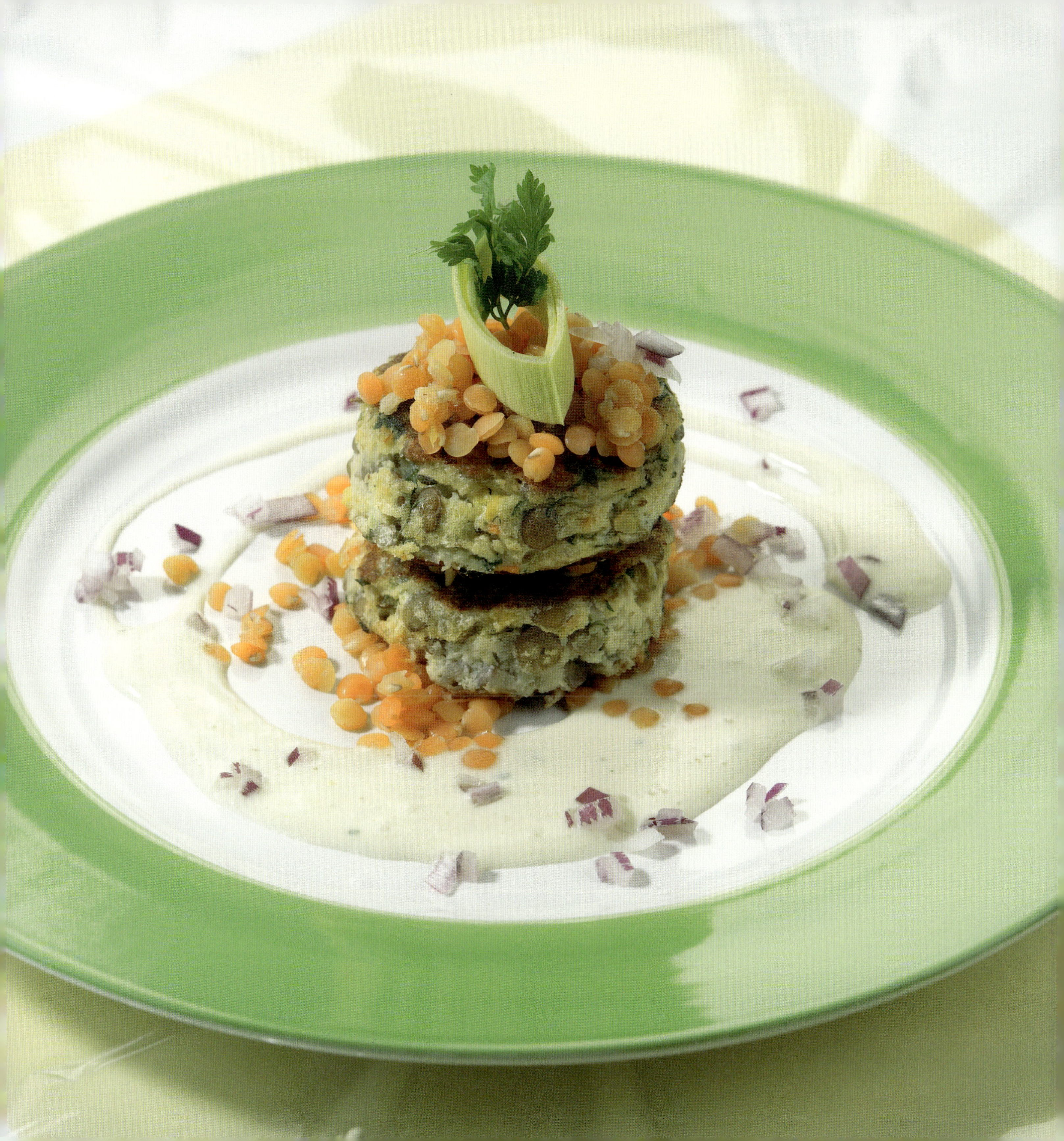

Kohlrabi-Zartweizenlaibchen auf Knoblauchschaum

Zutaten für 10 Personen:
1 mittelgroße Zwiebel
1 mittelgroße Karotte
1/2 kleine Sellerieknolle
250 g Kohlrabi, geraspelt
2 EL Öl
400 g Zartweizen (roh gewogen)
1000 ml Gemüsesuppe
Salz, Pfeffer
Kümmel, gemahlen
Muskat
Petersilie
Knoblauch
2 EL Sauerrahm
4 Eier
100 g Käse (45 % F.i.T.), gerieben
5 EL Öl (zum Braten)

Knoblauchschaum:
1 große Zwiebel
200 g Erdäpfel
2 EL Sonnenblumenöl
1000 ml Gemüsesuppe
4 EL Sauerrahm
Salz, Pfeffer
Knoblauch
Thymian
Muskat

Zwiebel, Sellerie und Karotten in Öl anschwitzen. Zartweizen zugeben, mit Suppe aufgießen, würzen und dünsten. Masse auskühlen lassen und danach geraspelten Kohlrabi dazugeben. Eier trennen, Schnee schlagen. Zartweizen mit Dottern und Sauerrahm vermengen, Schnee vorsichtig unterheben und mit den Gewürzen abschmecken.

Für den Knoblauchschaum Zwiebel fein hacken, Erdäpfel würfelig schneiden, beides in Öl anschwitzen, mit Gemüsesuppe aufgießen und köcheln lassen. Wenn die Erdäpfel weich sind, Sauerrahm zugeben und mit dem Mixstab pürieren. Durch ein Sieb streichen und mit den Gewürzen abschmecken. Laibchen mit dem Knoblauchschaum anrichten.

	Kcal	Eiweiß	Fett	KH	Bst	BE
1 Portion	390	14 g	21 g	37 g	6,5 g	2,5

Rheuma/Gelenke ✓ Herz ✓ Stoffwechsel ✓ Seele/Stress ✓ Sport ✓

Krautfleckerl

Zutaten für 5 Personen:
250 g Fleckerl (roh gewogen)
300 g Weißkraut, beliebig geschnitten
2 mittelgroße Zwiebeln
2 EL Öl
Prise Zucker
Salz, Pfeffer
Kümmel
Muskat
Petersilie

Rheuma/Gelenke ✓
Herz ✓
Stoffwechsel ✓

Die feinwürfeligen Zwiebeln goldgelb in Öl anrösten. Kraut beigeben, würzen und so lange rösten, bis das Kraut weich ist. Man kann zwischendurch mit etwas Suppe oder Wasser untergießen, damit das Kraut schneller weich wird. Anschließend die gekochten Fleckerl mit der gehackten Petersilie unter das Kraut mischen und abschmecken.

Tipp: Man kann Krautfleckerl auch als Beilage – z. B. zu einem Schweinefilet – servieren.

	Kcal	Eiweiß	Fett	KH	Bst	BE
1 Portion	240	7 g	6 g	40 g	5 g	3,5

Rote-Rüben-Knöderl

Zutaten für 5 Personen (15 Stk.):
250 g Semmelwürfel
3 Eier
1 kleine Zwiebel
250 ml frischer Roter Rübensaft
Salz, Pfeffer
Muskat

Sport ✓

Zwiebel hacken und in wenig Öl anschwitzen. Semmelwürfel, Eier, Roten Rübensaft und Zwiebel vermengen und mit Salz, Pfeffer und Muskat würzen. Anschließend Knöderl formen und in Salzwasser leicht siedend ca. 15 Minuten kochen.

	Kcal	Eiweiß	Fett	KH	Bst	BE
1 Portion	200	9 g	5 g	30 g	2 g	3,5

Kürbislasagne

Zutaten für 10 Personen:
200 g Zwiebeln
100 g Mehl
10 g (1 EL) Olivenöl
500 ml Halbfettmilch
2 kg Kürbisgemüse
20 g Margarine
20 g Grünkern (Vollkorn)
100 g Tomatenmark
24 Stk. Lasagneblätter (klein)
geriebener Käse oder
Schafkäse (zum Belegen)
Majoran
Muskatnuss, gemahlen
Kümmel
Essig
Salz
etwas Zucker

Zwiebel schälen, fein hacken und in Olivenöl und Butter anschwitzen. Milch zugeben, Mehl unterheben und unter ständigem Rühren aufkochen (Béchamel). Nach Geschmack mit Majoran, Muskatnuss, gemahlenem Kümmel, Essig, Salz, etwas Zucker würzen. Kürbis waschen, putzen, in Streifen schneiden. Grünkern in Wasser weich kochen und abseihen. Den gegarten Grünkern unter die Béchamel heben.

Lasagneblätter, Béchamel, geschnittenen (oder gehobelten) Kürbis abwechselnd in eine beschichtete feuerfeste Form schlichten. Kürbislasagne bei ca. 150 °C etwa 2 Stunden in eigener Flüssigkeit garen. Zum Schluss mit geriebenem Käse bestreuen oder mit Schafkäse belegen.

Rheuma/Gelenke ✓
Herz ✓
Stoffwechsel ✓

	Kcal	Eiweiß	Fett	KH	Bst	BE
1 Portion	356	13 g	12 g	47 g	4,6 g	3

Kürbisstrudel

Zutaten für 4 Personen:
800 g Kürbis, geschält und entkernt
1 Zwiebel
2 TL Sonnenblumenöl
2 gehäufte EL Mehl
2 gehäufte EL Polenta
Petersilie
Dille
Salz, Pfeffer
Muskat
Paprika
2 Blatt fertiger Strudelteig (60 g)
1/2 Ei (zum Bestreichen)

Kürbis in kleine Würfel schneiden. Kürbiswürfel salzen und eine halbe Stunde stehen lassen. Zwiebel feinwürfelig schneiden und in Öl anschwitzen. Kürbis ausdrücken und dazugeben. Mehl und Polenta dazumengen. Fein gehackte Kräuter und Gewürze dazugeben und weich dünsten.

Strudelteigblätter entfalten und auf einem befeuchteten Tuch übereinanderlegen. Die Fülle auf der unteren Hälfte der Teigblätter gleichmäßig auftragen und die seitlichen Ränder einschlagen. Strudel mit Hilfe des Tuches einrollen und auf ein mit Backtrennpapier belegtes Blech legen. Mit versprudeltem Ei bestreichen und im Rohr bei 180 °C ca. 30 Minuten backen.

Rheuma/Gelenke ✓
Herz ✓
Stoffwechsel ✓
Seele/Stress ✓
Sport ✓

	Kcal	Eiweiß	Fett	KH	Bst	BE
1 Portion	180	7 g	5 g	27 g	3,5 g	1,5

Gemüse-Käseschnitzel mit Kerbelsoße

Zutaten für 4 Personen:
2 kleine Karotten
2 kleine Gelbe Rüben
1/4 Sellerieknolle
1 kleine Zucchini
2 EL Magertopfen
1 Ei
20 g Haferflocken
8 g Semmelbrösel
80 g Käse (35 % F.i.T.), gerieben
Kümmel, gemahlen
Majoran, Knoblauch, Salz
Petersilie
2 EL Sonnenblumenöl

Kerbelsoße:
1/4 kleine Zwiebel
1/2 EL Sonnenblumen- oder Rapsöl
5 g Mehl, glatt
62,5 ml Milch
62,5 ml klare Gemüsesuppe
1 EL Sauerrahm
Salz, Pfeffer, Muskat
1/2 TL frischer Kerbel, gehackt

Karotten, Gelbe Rüben, Sellerie und Zucchini fein raspeln. Das Gemüse mit Topfen, Ei, Haferflocken, Bröseln und Käse vermengen. Mit den Gewürzen abschmecken und 10 Minuten rasten lassen. Aus der Masse Laibchen formen. In einer beschichteten Pfanne Öl erhitzen und die Laibchen beidseitig goldbraun braten.

Tipp: Die Laibchen können auch im Backrohr auf einem mit Backtrennpapier belegten Blech gebacken werden.

Kerbelsoße: Fein geschnittene Zwiebel in Öl anschwitzen, mit Mehl stauben und durchrösten. Mit Milch und Gemüsesuppe aufgießen und 10 Minuten köcheln lassen. Sauerrahm einrühren und eventuell mit dem Pürierstab aufmixen. Soße mit den Gewürzen abschmecken und kurz vor dem Servieren mit dem gehackten Kerbel vollenden.

	Kcal	Eiweiß	Fett	KH	Bst	BE
1 Portion	250	14 g	14 g	17 g	4 g	1

Rheuma/Gelenke ✓ Herz ✓ Stoffwechsel ✓ Seele/Stress ✓ Sport ✓

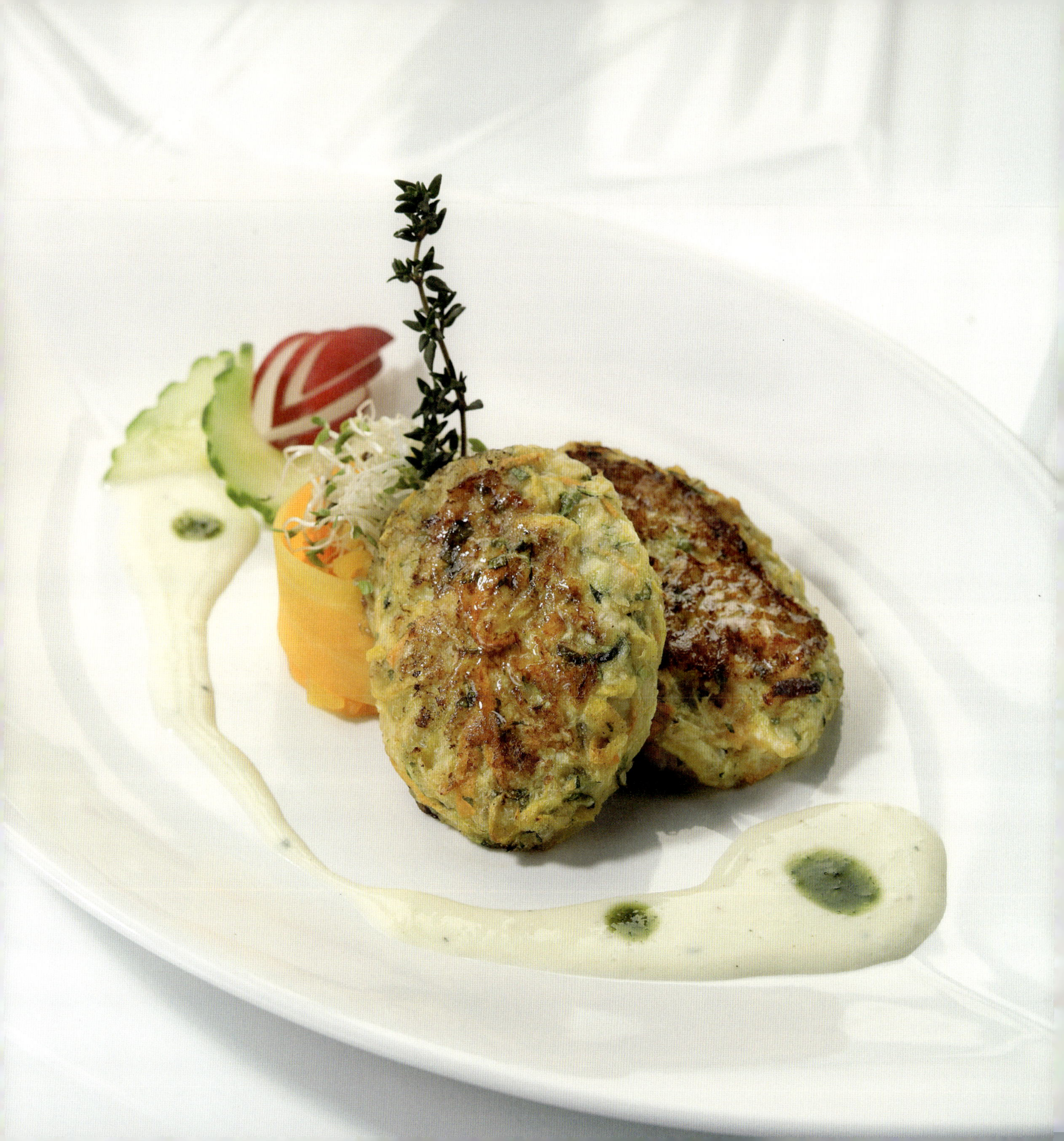

Linsenlaibchen mit Rucola-Soße

Zutaten für 4 Personen:
200 g Linsen
1 Zwiebel
1 TL Olivenöl
2 Eier
150 g Topfen
3 EL Olivenöl
100 g Vollkornbrösel
4 EL Petersilie, gehackt
1 EL Rosmarin, gehackt
2 Knoblauchzehen, gehackt
Salz, Pfeffer

Rucola-Soße:
50 g Rucola, klein gehackt
100 g Frischkäse
3 EL Milch
1 TL ÖL
Salz, Pfeffer

Linsen in reichlich kaltem Wasser über Nacht einweichen. Die Zwiebel klein hacken und in etwas Olivenöl rösten, auskühlen lassen.

Linsen abseihen und mit verquirlten Eiern, Topfen und Olivenöl im Standmixer pürieren. Brösel, Gewürze und Kräuter untermischen und 15 Minuten rasten lassen. Anschließend Laibchen formen und auf einer Grillplatte leicht anbraten.

Für die Rucola-Soße alle Zutaten miteinander vermischen und mit den Linsenlaibchen servieren.

Rheuma/Gelenke ✓
Herz ✓
Stoffwechsel ✓

	Kcal	Eiweiß	Fett	KH	Bst	BE
1 Portion	445	19 g	20 g	49 g	5,5 g	4

Polentabällchen auf buntem Ratatouille-Gemüse

Zutaten für 4 Personen:
200 g Polenta (Maisgrieß), roh
ca. 600 ml Wasser
1 TL Kräutersalz
ca. 10 entsteinte schwarze Oliven (je nach Geschmack)
100 g Schafkäse (fettreduziert)

Ratatouille-Gemüse:
2 rote Paprikaschoten
1 Zucchini
1 Melanzani
1 Zwiebel
2 Knoblauchzehen, fein gehackt
1 Pfefferoni
3 EL Olivenöl
4 EL Kräuteressig
1 Thymianzweig
125 ml Gemüsesuppe
1 TL Honig
1 EL Kapern
Salz, Pfeffer

Gemüse klein schneiden und in etwas Öl braten. Suppe, Kräuteressig, Honig, Thymian und Kapern zugeben und zugedeckt ca. 10 Minuten kochen. Danach mit Salz und Pfeffer würzen und ca. 1 Stunde ziehen lassen.

Das Wasser mit dem Kräutersalz zum Kochen bringen, die Hitze reduzieren und den Maisgrieß einrühren. Unter Rühren etwa 2 Minuten quellen lassen, danach den Topf von der Kochstelle nehmen und noch etwa 10 Minuten ziehen lassen. Die Oliven in kleine Stücke schneiden, den Schafkäse mit der Gabel zerdrücken und unter die warme Maisgrießmasse mischen. Mit Pfeffer und Salz würzen.

Mit einem Eisportionierer Bällchen ausstechen und auf buntem Ratatouille-Gemüse anrichten.

	Kcal	Eiweiß	Fett	KH	Bst	BE
1 Portion	360	12 g	13 g	44 g	6 g	3

Rheuma/Gelenke ✓ Herz ✓ Stoffwechsel ✓ Seele/Stress ✓

Grünkernpalatschinken mit Pastinaken-Gemüsefülle

Zutaten für 8 Personen:

Palatschinkenteig:
200 ml Halbfettmilch (1,8 %)
1 Ei
50 g Grünkernmehl
50 g Mehl
Salz, Pfeffer
Muskat
2 EL Öl (zum Ausbacken)

Fülle:
5 mittelgroße Pastinaken
1 große Karotte
1 große rote Zwiebel
2 EL Öl
250 ml Halbfettmilch (1,8 %)
125 ml Weißwein
20 g Maizena
20 g Mehl
Salz, Pfeffer
Knoblauch
Oregano, Kümmel Muskat

Überguss:
125 ml Halbfettmilch (1,8 %)
2 Eier
Salz, Pfeffer
150 g Mozzarella (zum Bestreuen)

Aus Milch, Mehl, Eiern und Gewürzen einen Palatschinkenteig herstellen und ca. 30 Minuten rasten lassen.

Für die Fülle Pastinaken, Karotte und Zwiebel schneiden und in Öl anrösten. Mit Milch und Wein ablöschen, mit Maizena und Mehl binden und würzen. Aus dem Teig dünne Palatschinken backen, die Gemüsefülle darauf verteilen, zusammenrollen und nebeneinander in eine beschichtete Auflaufform legen.

Bei 160 °C 10 Minuten backen.

Für den Überguss alle Zutaten verrühren und über die Palatschinken gießen; nochmals 10 Minuten backen.

	Kcal	Eiweiß	Fett	KH	Bst	BE
1 Portion	250	12 g	13 g	18 g	3 g	1,5

Stoffwechsel ✓ Sport ✓

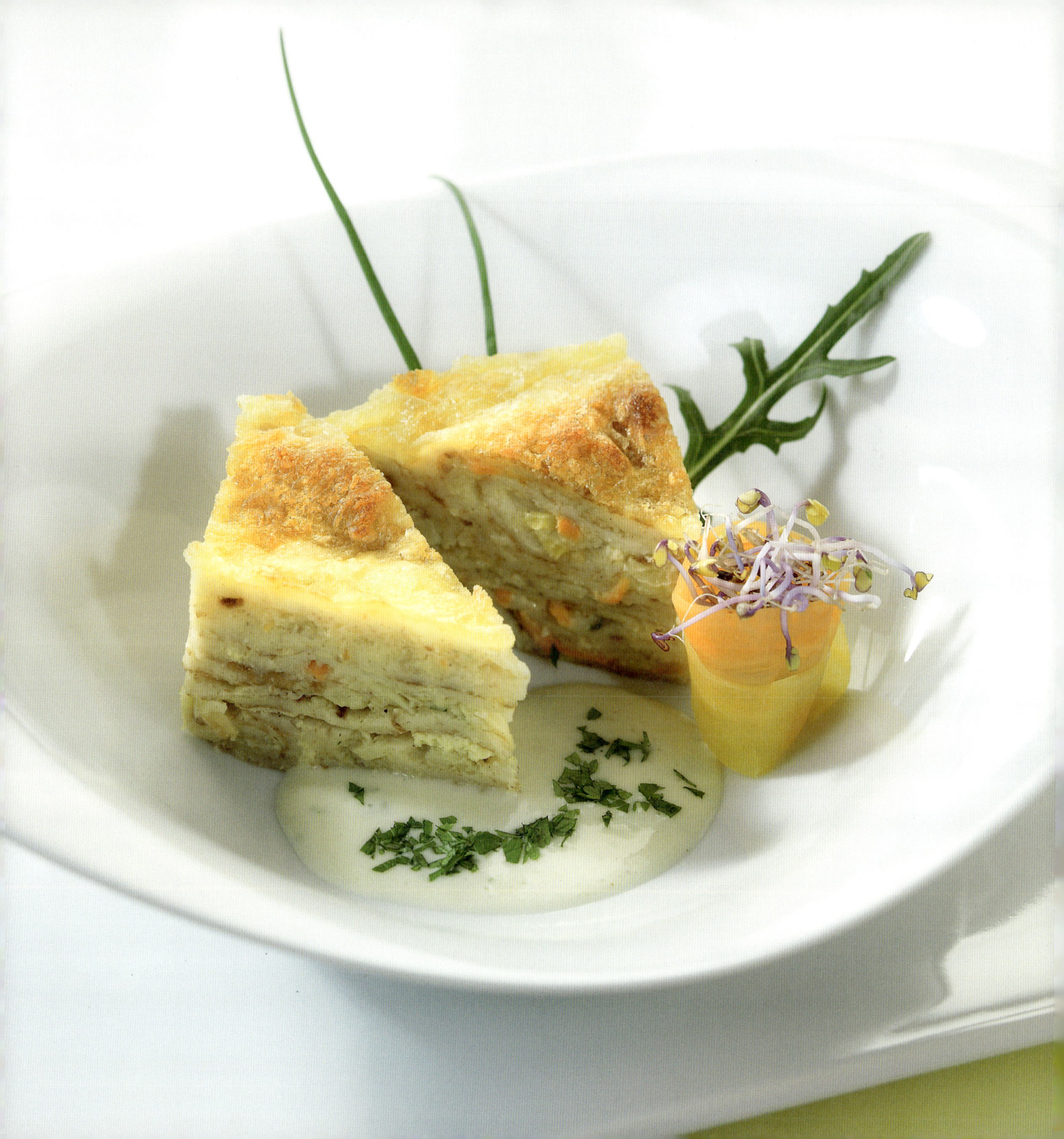

Zucchini mit Dinkel-Gemüsefülle

Zutaten für 4 Personen:
100 g Dinkel
100 g Naturreis
2 kleine Zucchini
1 kleine Karotte
1 kleine Gelbe Rübe
1 kleine Zwiebel
1 TL Öl
40 g Schnittkäse (45 % F.i.T.), gerieben
1 Ei
1/2 EL Sauerrahm
1 EL Joghurt (1 % Fett)
Salz, Pfeffer
Knoblauch
Majoran

Dinkel am Vortag in Wasser einweichen. Naturreis mit der doppelten Menge Wasser zustellen und ca. 30 Minuten dünsten. Dinkel abseihen und in frischem Wasser weich dünsten.

Zucchini der Länge nach halbieren und vorsichtig aushöhlen, das Fruchtfleisch für die Fülle verwenden. Gemüse würfelig schneiden und bissfest garen. Zwiebel klein hacken und in wenig Öl anrösten. Dinkel, Reis, Gemüse, Zwiebel, Käse, Ei, Sauerrahm und Joghurt vermengen. Mit Gewürzen abschmecken und in die ausgehöhlten Zucchini füllen.

Die gefüllten Zucchini in eine Auflaufform schlichten, etwas Wasser zugeben und im Rohr bei 200 °C 30 Minuten braten.

Rheuma/Gelenke ✓
Herz ✓
Stoffwechsel ✓
Seele/Stress ✓
Sport ✓

	Kcal	Eiweiß	Fett	KH	Bst	BE
1 Portion	270	11 g	7 g	39 g	5 g	2,5

Zucchinilaibchen auf Vogerlsalat mit Paradeiserdressing

Zutaten für 3 Personen:
1 EL Rapsöl
1 mittelgroße Zwiebel
500 g Erdäpfel, gekocht
2 kleine Zucchini
1 Ei
5 EL Semmelbrösel
Salz
Pfeffer (aus der Mühle)
Kümmel, gemahlen
Muskatnuss
Petersilie

500 g Vogerlsalat

Dressing:
300 ml passierte Paradeiser
100 ml (fettfreie) Gemüsesuppe
1 EL Olivenöl
Himbeeressig
Salz
Pfeffer (aus der Mühle)
1 Prise Zucker
Basilikum

Rheuma/Gelenke ✓
Herz ✓
Stoffwechsel ✓
Sport ✓

Die gekochten Erdäpfel heiß pressen und überkühlen lassen. Inzwischen gehackte Zwiebel in etwas Rapsöl anrösten und grob gerissene Zucchini beigeben. Ei sowie Brösel unter die Erdäpfel mengen, Zwiebel-Zucchini-Mischung darunterrühren und gut abschmecken. Mit feuchten Händen Laibchen formen und in einer beschichteten Pfanne mit wenig Rapsöl anbraten.

Vogerlsalat mit Paradeiserdressing: Die passierten Paradeiser mit Suppe und Olivenöl verrühren und mit Essig, Salz und Pfeffer nach Geschmack würzen. Das Dressing mit 1 Prise Zucker verfeinern und abschließend mit frisch gehacktem Basilikum abrunden.

Den gewaschenen Vogerlsalat auf einem Teller anrichten und mit Dressing beträufeln. Die noch heißen Laibchen darauf servieren.

Tipp: Verwenden Sie zum Anbraten (z. B. von Laibchen) ausschließlich beschichtete Pfannen, um Fett einzusparen.

	Kcal	Eiweiß	Fett	KH	Bst	BE
1 Portion	290	10 g	10 g	38 g	8 g	3

Gebratenes Zanderfilet auf saftigem Lauchreis

Zutaten für 2 Personen:
2 Zanderfilets (à ca. 150 g)
Zitronensaft
weißer Pfeffer
Salz
1 EL Dinkelvollkornmehl
1 EL Rapsöl

100 g Dinkelreis (roh gewogen)
1 Zwiebel
Nelken
Salz
1 Stange Lauch
100 ml Weißwein
Petersilie

Die Zanderfilets mit Zitronensaft und Pfeffer marinieren. Vor der Zubereitung den Fisch ein wenig salzen und in Vollkornmehl wenden. Die Vollkornmehlhülle leicht andrücken und anschließend den Fisch in einer (beschichteten) Pfanne in wenig Öl beidseitig braten.

Den Reis in der doppelten Menge an Wasser mit einer mit Nelken gespickten Zwiebel garen. Den Lauch in feine Ringe schneiden, in etwas Öl abrösten, mit Wein aufgießen und zusammen mit den Gewürzen unter den Reis mengen.

Herz ✓
Stoffwechsel ✓

	Kcal	Eiweiß	Fett	KH	Bst	BE
1 Portion	465	40 g	10 g	53 g	5 g	4

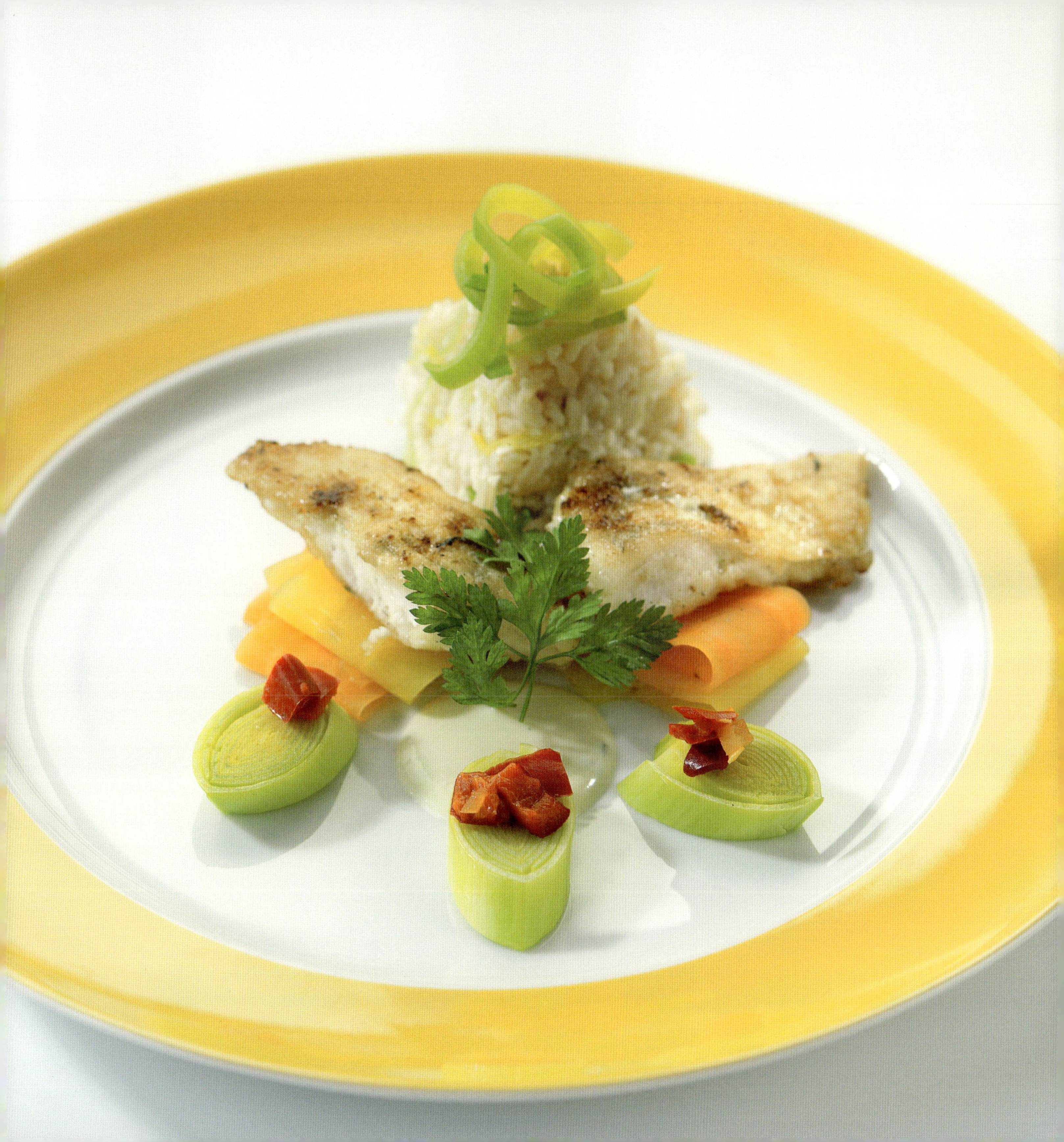

Waldviertler Karpfenfilet in der Weißmohnkruste mit Rote-Rüben-Erdäpfelpüree

Zutaten für 4 Personen:
4 Karpfenfilets à 140 g
Salz, Pfeffer
Zitronensaft

Panade:
1 Ei, versprudelt
40 g Mehl
80 g Weißmohn
2 EL Öl (zum Braten)

Rote-Rüben-Erdäpfelpüree:
280 g Erdäpfel
120 g Rote Rüben
20 g Butter
62,5 ml Roter Rübensaft
Salz, Pfeffer
Muskat, Kümmel

Karpfenfilets würzen, in Mehl wenden und mit der Hautseite in Ei tauchen. Die in Ei getunkte Seite in den Weißmohn legen.

Mit der Mohnseite in eine Pfanne bei mittlerer Hitze einlegen und anbacken. Danach wenden und fertig braten.

Für das Püree Erdäpfel kochen, schälen und durch die Kartoffelpresse drücken. Rote Rüben weich kochen, schälen und ebenfalls durch die Kartoffelpresse drücken. Erdäpfel und Rote Rüben mit Butter und Rotem Rübensaft zu einer geschmeidigen Masse verrühren und mit den Gewürzen abschmecken.

Seele/Stress ✓
Sport ✓

	Kcal	Eiweiß	Fett	KH	Bst	BE
1 Portion	470	38 g	25 g	21 g	7,5 g	1,5

Spagetti mit Thunfischsoße

Zutaten für 4 Personen:
1 kleine Zwiebel
1 TL Olivenöl
1/2 kleine Zucchini
300 ml Milch
100 ml Gemüsesuppe
4 Stk. Eckerlkäse (15 % F.i.T.) à 25 g
20 g Vollkornmehl
2 Dosen Thunfisch naturell (à 150 g Fischeinwaage)
2 kleine Tomaten
Salz, Pfeffer
Oregano
Chili
frische Kräuter (nach Geschmack)
240 g Vollkornspagetti (roh gewogen)

Zwiebel fein hacken und in Olivenöl rösten, Zucchini in Stifte schneiden und kurz mitrösten. Mit dem Großteil der Milch und der Gemüsesuppe aufgießen und aufkochen. Käseecken darin schmelzen.

Restliche Milch mit dem Vollkornmehl glatt verrühren, die Soße damit binden und verkochen lassen. Abgetropften und zerteilten Thunfisch einrühren. Tomaten in Würfel schneiden und zur Soße geben, würzen.

Spagetti in reichlich Salzwasser al dente kochen und abseihen. Spagetti mit der Soße anrichten und mit frischen Kräutern bestreut servieren.

Rheuma/Gelenke ✓
Herz ✓
Stoffwechsel ✓
Seele/Stress ✓
Sport ✓

	Kcal	Eiweiß	Fett	KH	Bst	BE
1 Portion	520	36 g	20 g	47 g	8,5 g	3,5

Waldviertler Forelle mit Kümmelerdäpfeln und Knoblauchsoße

Zutaten für 4 Personen:
4 Forellen
1 EL Rapsöl
Salz, Pfeffer
Zitrone
4 EL Dinkelmehl

Kümmelerdäpfel:
600 g Erdäpfel
Salz
Kümmel

Knoblauchsoße:
1 kleine Zwiebel
1 TL Rapsöl
62,5 ml Weißwein
125 ml Gemüsebrühe
125 ml Milch
1 EL Dinkelmehl
Salz, Pfeffer
Knoblauch
Kerbel

Die Forellen mit Zitronensaft und Pfeffer marinieren. Vor der Zubereitung die Fische ein wenig salzen und in Vollkornmehl wenden. Die Vollkornmehlhülle leicht andrücken und anschließend die Fische in einer beschichteten Pfanne in wenig Öl beidseitig braten.

Die Erdäpfel schälen, in gefällige Stücke schneiden und in leicht gesalzenem Wasser mit reichlich Kümmel weich garen.

Zwiebel fein hacken, in etwas Öl anrösten und mit Wein ablöschen. Nun mit Suppe aufgießen, mit in Milch gelöstem Mehl binden und reichlich Knoblauch beifügen. Die Soße etwas salzen und pfeffern und abschließend evtl. etwas Kerbel beigeben.

	Kcal	Eiweiß	Fett	KH	Bst	BE
1 Portion	430	42 g	10 g	40 g	5 g	3

Rheuma/Gelenke ✓
Herz ✓
Stoffwechsel ✓

Zanderfilet auf Dinkelparadeisernudeln

Zutaten für 4 Personen:
4 Zanderfilets à 150 g
Salz
Zitronensaft
1 EL Olivenöl
1 Stange Lauch
4 große Paradeiser
1 TL Olivenöl
62,5 ml Weißwein
Salz, Pfeffer
Rosmarin
4 Knoblauchzehen, gehackt
240 g Dinkelbandnudeln, roh
Zitronenscheiben

Zanderfilets in gleichmäßig große Stücke schneiden, mit Salz und Zitronensaft marinieren und ziehen lassen. In Olivenöl kurz anbraten, anschließend bei niedriger Temperatur garen.

Lauch in Ringe, Paradeiser in Würfel schneiden. Lauch in Olivenöl leicht braun rösten, mit Weißwein ablöschen und Paradeiserwürfel beigeben. Mit Salz, Pfeffer, Knoblauch und Rosmarin würzen.

Bandnudeln in Salzwasser bissfest kochen, abseihen und mit dem Sugo vermengen. Nudeln auf Tellern anrichten, Zanderstücke darüber verteilen, mit Zitronenscheiben garnieren und servieren.

Rheuma/Gelenke ✓
Herz ✓
Stoffwechsel ✓
Seele/Stress ✓
Sport ✓

	Kcal	Eiweiß	Fett	KH	Bst	BE
1 Portion	390	39 g	6 g	40 g	8 g	3

Gefülltes Hühnerbrüstchen mit Rosmarinsafterl und glaciertem Bio-Gemüse

Zutaten für 4 Personen:

Fülle:

100 g Mangold
100 g Grahambrot, entrindet
1/2 Zwiebel
50 g frische Paprikawürferl
1 TL Olivenöl
6 – 8 EL Milch
2 Eier
Petersilie, gehackt
Salz, Pfeffer, Muskat

4 Hühnerbrüste (à 100 g)
2 TL Olivenöl

500 g Erdäpfel

240 g Bio-Gemüse (Karotten, Pastinaken, Gelbe Rüben, Zucchini)
1 TL Olivenöl
2 EL Zucker
125 ml Weißwein
125 ml Gemüsebrühe
40 ml Weißwein
1 frischer Rosmarinzweig
evtl. 1 TL Stärkemehl (für die Bindung)

Seele/Stress ✓
Sport ✓

Eier in Milch verrühren und Grahamwürferl damit übergießen. Paprika fein würfeln und Zwiebel fein hacken. Zwiebel in etwas Öl rösten und zu den Grahamwürferln geben. Mangold kurz blanchieren und kalt abschrecken. Grob hacken und alles zusammen mit den Grahamwürfeln vermengen, Gewürze dazugeben.

Hühnerbrüste der Länge nach einschneiden, mit Salz und Pfeffer würzen, die Mangoldfülle darauf verteilen, einrollen und leicht zusammenbinden. In Öl rundum anbraten, im Rohr bei 180 °C 10 – 12 Minuten fertig braten.

Die Erdäpfel schälen, in Spalten schneiden und in etwas Salzwasser garen.

Wurzelgemüse in gefällige Stücke schneiden und bissfest kochen. Zucchini in Scheiben schneiden und zusammen mit dem Wurzelgemüse in etwas Öl kurz anrösten, mit Wein ablöschen, mit Gemüsebrühe aufgießen und mit etwas Zucker glacieren. Bei Bedarf mit etwas Stärkemehl binden.

	Kcal	Eiweiß	Fett	KH	Bst	BE
1 Portion	395	33 g	9 g	41 g	8 g	4

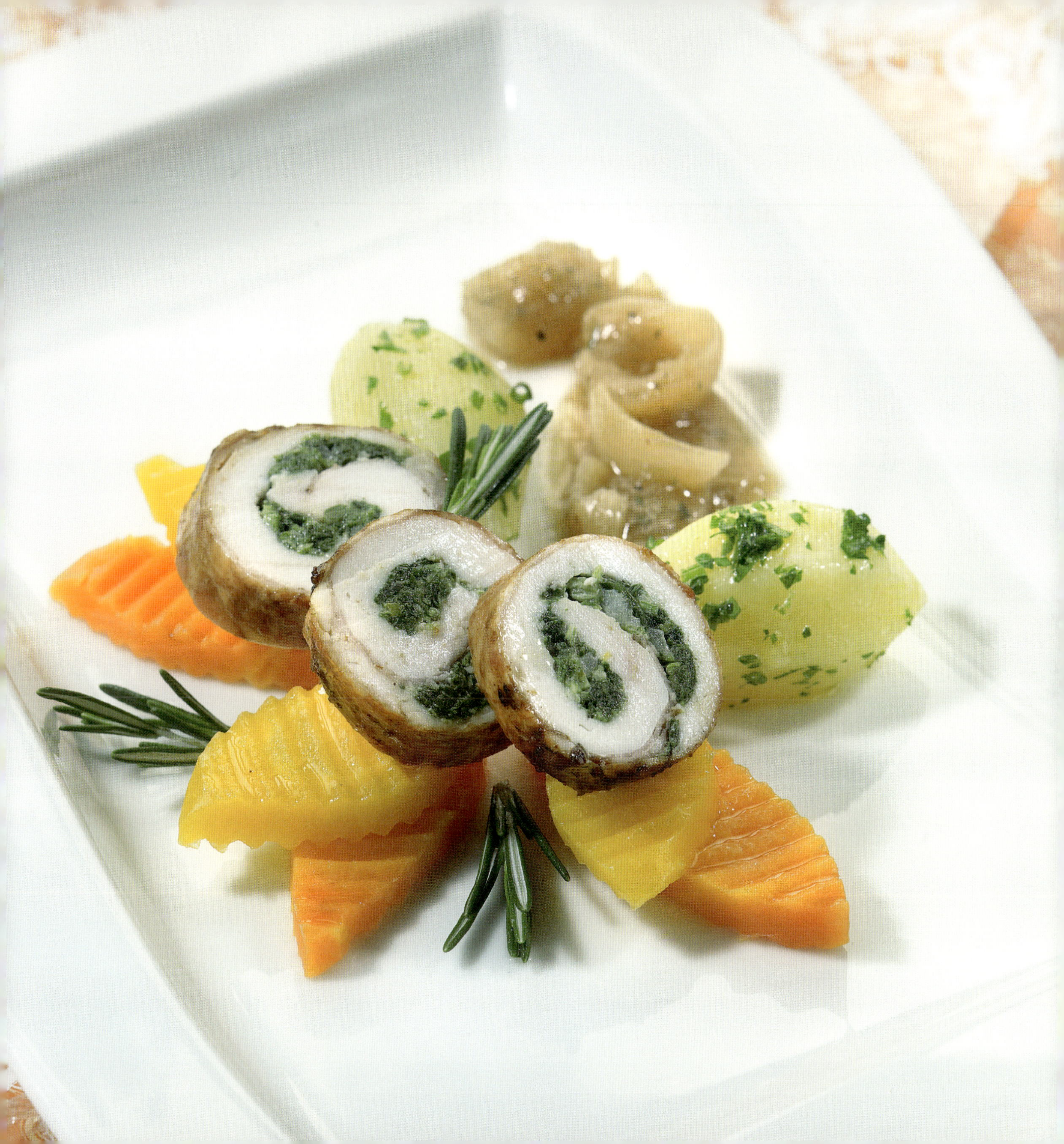

Gröstl von der Flugentenbrust

Zutaten für 4 Personen:
4 Stk. Entenbrust à 150 g
80 g Zwiebeln, grobwürfelig geschnitten
80 g Fleckerl, gekocht
120 g Kraut, grobwürfelig geschnitten
60 g Karotten, in Stäbchen geschnitten
60 g grüne Fisolen
60 g Sojakeimlinge
8 Stk. getrocknete Tomaten (in Öl)
30 g Ingwerscheiben (in der Lake)
Salz, Pfeffer
Majoran
Thymian
etwas frischer Koriander

Entenbrust, eingerieben mit Majoran, Rosmarin und Thymian, gut anbraten und bei 110 °C im Heißluftrohr 20 Minuten rasten lassen (bis sie zart rosa ist).

Die Zwiebeln in Entenfett andünsten; grob gewürfeltes Kraut mitrösten. Tomaten beigeben, würzen.

Sojakeimlinge, Ingwer (in Streifen geschnitten), Karotten, Fisolen und Fleckerl hinzufügen. Entenbrust in Streifen schneiden und mit brauner Soße anrichten.

Seele/Stress ✓

	Kcal	Eiweiß	Fett	KH	Bst	BE
1 Portion	530	39 g	37 g	10 g	3,5 g	1

Putenroulade mit Pflaumenfülle

Zutaten für 4 Personen:
4 Putenschnitzel à 150 g
Salz, Pfeffer
Curry
8 Blatt Putenschinken
160 g Dörrpflaumen
40 g Mandeln, gerieben
Petersilie
2 EL Öl
150 ml Gemüsesuppe

Zahnstocher oder Rouladenhalter

Putenschnitzel klopfen, mit Salz, Pfeffer und Curry würzen und mit Schinkenblättern dünn belegen. Pflaumen kleinwürfelig schneiden, mit geriebenen Mandeln, Petersilie und Curry vermengen. Die Masse auf den mit Schinkenblättern belegten Putenschnitzeln gleichmäßig verteilen.

Fleischränder seitlich etwas einschlagen und die Schnitzel eng einrollen. Zuletzt mit Zahnstochern oder Rouladenhaltern fixieren.

Öl in einer Pfanne erhitzen. Rouladen darin auf allen Seiten anbraten. Mit Suppe aufgießen und zugedeckt auf kleiner Flamme weitere 20 Minuten weich dünsten.

Rheuma/Gelenke ✓
Herz ✓
Seele/Stress ✓
Sport ✓

	Kcal	Eiweiß	Fett	KH	Bst	BE
1 Portion	390	45 g	13 g	24 g	5 g	2

Esterhazy-Rostbraten

Zutaten für 4 Personen:
600 g Rostbratenscheiben
200 g Wurzelgemüse (Karotten, Sellerie, Gelbe Rüben)
2 EL Öl
20 g Butter
100 g Zwiebeln
8 Kapern
125 ml Sauerrahm
400 ml Gemüsesuppe
20 g Mehl, glatt
Salz
schwarzer Pfeffer
Estragonsenf
Zitronenschale, gerieben
Petersilie, gehackt

Die Fleischscheiben dünn klopfen, Ränder einschneiden, salzen, pfeffern und mit Senf bestreichen. In heißem Fett beidseitig braun anbraten, aus dem Topf heben. Nudelig geschnittene Zwiebel rösten, mit Suppe aufgießen, verrühren, aufkochen und den Rostbraten einlegen. Gehackte Kapern und Zitronenschale hinzufügen und zugedeckt dünsten.

Geschältes Wurzelgemüse in feine, lange Streifen schneiden, in heißer Butter andünsten und 10 Minuten vor Garungsende zu den Rostbratenscheiben geben. Gemeinsam weich dünsten. Fleisch aus der Soße geben, Sauerrahm mit Mehl verrühren, unter die Soße mengen, einige Minuten verkochen lassen. Fleisch mit Wurzelsoße bedecken und mit Petersilie bestreuen.

Sport ✓

	Kcal	Eiweiß	Fett	KH	Bst	BE
1 Portion	500	28 g	37 g	8 g	2,6 g	0

Gekochte Gustostücke vom Bio-Rind mit Pastinakenkren

Zutaten für 4 Personen:
480 g Rindfleisch, roh
1500 ml Wasser
Pfeffer, Lorbeerblatt, Wacholderbeere
Wurzelgemüse

Pastinakenkren:
1 kleine Zwiebel
2 große Pastinaken
4 EL Öl
1 Schuss Essig oder Weißwein
250 ml Gemüsesuppe
5 g Maizena
250 ml Halbfettmilch (1,8 % Fett)
Salz, Pfeffer
Muskat
Thymian
1 EL Kren

Wasser mit Wurzelgemüse und den Gewürzen aufkochen. Rindfleisch beigeben, 2 Stunden leicht köcheln lassen. Für den Pastinakenkren Zwiebel hacken, Pastinaken würfelig schneiden. Beides in Öl scharf anbraten und mit Essig oder Wein ablöschen und mit Gemüsesuppe aufgießen.

So lange köcheln, bis die Pastinaken knackig sind. Maizena mit Milch verrühren und das Ragout damit binden, nochmals aufkochen lassen. Mit den Gewürzen abschmecken und mit dem Fleisch anrichten.

	Kcal	Eiweiß	Fett	KH	Bst	BE
1 Portion	320	27 g	18 g	9 g	3,5 g	0

Rheuma/Gelenke ✓
Herz ✓
Stoffwechsel ✓
Sport ✓

Rindslungenbraten in Wurzelsoße mit Waldviertler Erdäpfelknödeln

Zutaten für 6 Personen:
1000 g Rindslungenbraten
3 Karotten
1 Gelbe Rübe
1/2 Sellerieknolle
1 Petersilwurzel
1 Stange Lauch
1 große Zwiebel
100 g Rohschinken
1 EL Rapsöl
Rotwein (zum Ablöschen)
300 ml Suppe
1 TL Pfefferkörner
3 Lorbeerblätter
1 TL Wacholderbeeren
1 TL Senf
1 EL Preiselbeeren
Salz
Pfeffer (aus der Mühle)
125 ml Milch
2 EL Dinkelvollkornmehl

Waldviertler Erdäpfelknödel:
800 g Erdäpfel (mehlig)
200 g Erdäpfelstärkemehl
80 g Grieß
Salz

Rindslungenbraten in Wurzelsoße: Das Fleisch pfeffern und mit Senf bestreichen. Das Gemüse waschen, putzen und in kleine Stücke schneiden. Den Rohschinken fein schneiden und in einem passenden Bräter in etwas Öl anbraten. Das Gemüse beifügen und gut durchrösten. Das Gemüse zur Seite schieben und das Fleisch von allen Seiten kurz anbraten, mit Rotwein ablöschen. Gewürze sowie Senf und Preiselbeeren beifügen und mit Suppe aufgießen. Den Lungenbraten etwa 40 Minuten bei ca. 200 °C braten lassen. Bei Bedarf Flüssigkeit nachgießen und zwischendurch einmal wenden.

Das Fleisch herausnehmen und in Alufolie wickeln, im Ofen bei 80 °C warm halten. Aus dem Saft die Gewürzkörner entfernen und diesen mit einem Pürierstab fein pürieren. Das Mehl in kalter Milch glatt rühren und den Saft damit binden.

Waldviertler Erdäpfelknödel: Gekochte Erdäpfel heiß pressen, Stärkemehl und Grieß untermengen und etwas salzen. Die leicht überkühlte Masse gut verkneten und mit bemehlten Händen 12 Knödel formen. Die Knödel in leicht wallendem Salzwasser garen.

	Kcal	Eiweiß	Fett	KH	Bst	BE
1 Portion	540	48 g	7 g	69 g	10 g	5

Rheuma/Gelenke ✓ Herz ✓ Stoffwechsel ✓ Seele/Stress ✓ Sport ✓

Gefüllte Roulade vom Bio-Rind

Zutaten für 4 Personen:
4 Rindsschnitzel à 150 g
Salz, Pfeffer
Senf
4 EL Öl

Fülle:
280 g Wurzelgemüse (Karotten, Gelbe Rübe, Sellerie), in dünne Streifen geschnitten
40 g Speck
Senf

Soße:
200 g Wurzelgemüse (Karotten, Gelbe Rübe, Sellerie), in dünne Streifen geschnitten
250 ml Rotwein
Tomatenmark
500 ml Rindssuppe
Wacholderbeeren, Lorbeerblatt
20 g Mehl
4 TL Sauerrahm
4 TL Preiselbeeren
Thymian, Rosmarin

Stoffwechsel ✓
Sport ✓

Rindsschnitzel salzen, pfeffern und mit Senf bestreichen. Mit einem Teil des Gemüses und dem Speck befüllen und zu Rouladen rollen. Rouladen mit Zahnstochern, Nadeln oder Klemmen verschließen bzw. mit Küchengarn zusammenbinden. Danach die Rouladen in Öl anbraten.

Rouladen aus der Pfanne nehmen und restliches Gemüse darin rösten, tomatisieren und nochmals gut durchrösten. Mit Rotwein ablöschen und anschließend mit der Suppe aufgießen. Wacholderbeeren und Lorbeerblatt dazugeben. Rouladen wieder einlegen und 1/2 Stunde zugedeckt dünsten. Danach Wacholderbeeren und Lorbeerblatt entfernen.

Mehl und Sauerrahm mit 125 ml Wasser verrühren und damit die Soße binden. Bei Bedarf etwas Wasser angießen. Mit Preiselbeeren verfeinern, mixen und mit Thymian und Rosmarin abschmecken.

	Kcal	Eiweiß	Fett	KH	Bst	BE
1 Portion	410	43 g	17 g	13 g	5,5 g	0,5

Lammknödel im Kohlblatt mit Paradeiserragout

Zutaten für 2 Personen:
(8 Stück à 40 g)

250 g Junglamm
2 Scheiben Toast, eingeweicht
50 g Jungzwiebeln, geschnitten und geröstet
50 g Paprikawürfel, bunt
Petersilie, gehackt
3 Knoblauchzehen
8 Stk. Kohlblätter
5 Blatt Hamburgerspeck

Paradeiserragout:
60 g Schalotten
4 Paradeiser, geschält
Salz, Pfeffer
Knoblauch
Thymian
Rosmarin
etwas Senf
Prise Paprika

Seele/Stress ✓
Sport ✓

Junglammfleisch mit in Wasser eingeweichten Toastscheiben (oder Semmel) faschieren und nach Geschmack würzen. Paprikawürfel, Jungzwiebeln und gehackte Petersilie unterrühren. Bällchen formen, im vorgekochten Kohlblatt einschlagen und in einem Tuch zu einer Kugel pressen.

Anschließend werden die geformten und mit einem Kohlblatt ummäntelten Lammkugeln mit Speckscheiben umwickelt. Diese im Heißluftrohr bei 160 °C ca. 15 Minuten backen.

Paradeiserragout: Schalotten feinwürfelig schneiden und in Olivenöl anschwitzen. Geschälte Paradeiser in Würfel schneiden und dazugeben, etwas köcheln lassen. Mit Salz, Pfeffer, Thymian und Knoblauch würzen.

	Kcal	Eiweiß	Fett	KH	Bst	BE
1 Portion	264	31 g	7 g	15 g	4,2 g	1

Rosa gebratene Lammkeule im Ganzen

Zutaten für 6 Personen:
Lammkeule (gewaschen, trocken getupft und zugeputzt)
1 große Zwiebel
1 Bund Suppengemüse (Karotte, Petersilienwurzel, Sellerie etc.)
2 EL Tomatenmark
etwas Olivenöl (zum Anbraten)
Gemüsefond (zum Aufgießen)
4 Knoblauchzehen
etwas Salz und Pfeffer
Rosmarin, Thymian, Oregano, Salbei, Estragon

Lammsoße:
1000 g Lammknochen
etwas Olivenöl
2 Zwiebeln
Gemüse (Karotten, Gelbe Rübe, Knollensellerie)
etwas Tomatenmark
Knoblauch
Kräuter (Thymian, Rosmarin)
einige Pfefferkerne (5 Stk.)
Gemüsefond (zum Aufgießen)
Rotwein
Balsamico-Essig
Kräuterpesto und Schlagobers (zum Verfeinern)

Sport ✓

Gemüse waschen, putzen und würfelig schneiden. Zwiebel schälen und würfelig schneiden. Lammkeule mit Kräutern und Knoblauch spicken. Öl in der Pfanne (Bräter) erhitzen. Lammkeule von allen Seiten anbraten. Zwiebel, Gemüse und Tomatenmark kurz anrösten. Mit Gemüsefond ablöschen und diese im Heißluftherd mit 120 °C auf die Kerntemperatur von 57 °C bringen (rosa).

Die Lammknochen in kleine Stücke hacken und in einem Topf in Olivenöl anrösten. Das würfelig geschnittene Gemüse zu den Knochenstücken hinzufügen und mitrösten. Anschließend das Tomatenmark dazugeben, dies mit Balsamico-Essig einmal ablöschen und mit Rotwein mehrmals ablöschen. Mit Gemüsefond aufgießen, bis die Zutaten bedeckt sind. Die Kräuter dazugeben, alles aufkochen lassen und die Lammsoße einige Stunden einreduzieren, bis sie die gewünschte Konsistenz erreicht hat. Die Soße durch ein feines Sieb streichen, nach Geschmack würzen und mit Kräuterpesto und Schlagobers verfeinern.

	Kcal	Eiweiß	Fett	KH	Bst	BE
1 Portion	362	25 g	29 g	1 g	0 g	0

Kalbsgulasch mit Dinkelnockerln

Zutaten für 4 Personen:
600 g Kalbsvögerl
200 g Zwiebeln
2 EL Öl
20 g Paprikapulver (edelsüß)
750 ml Wasser
Schale und Saft von 1/2 Zitrone
Muskatnuss
125 ml Milch
20 g Mehl
Salz

Dinkelnockerl:
400 g Dinkelmehl
2 Eier
350 ml Milch
Salz
Muskatnuss

Fleisch in 3 – 4 cm große Stücke schneiden. Zwiebeln schälen, kleinwürfelig schneiden und in Öl bei starker Hitze goldbraun rösten, dabei immer wieder umrühren. Hitze reduzieren, Paprikapulver einrühren, mit einem Drittel vom Wasser ablöschen und aufkochen.

Fleisch zugeben, andünsten und salzen. Übriges Wasser, abgeriebene Zitronenschale und Zitronensaft einrühren. Fleisch zugedeckt bei schwacher Hitze ca. 50 Minuten weich dünsten. Fleisch mit einem Siebschöpfer aus dem Topf heben. Milch mit Mehl verquirlen, in die Soße rühren und ca. 4 Minuten köcheln.

Soße mit einem Stabmixer pürieren. Fleisch zugeben und ca. 5 Minuten ziehen lassen. Gulasch mit den Nockerln anrichten.

Dinkelnockerl: Mehl, Eier, Milch sowie Salz und abgeriebene Muskatnuss zu einem glatten Teig abschlagen. Reichlich Salzwasser aufkochen. Teig durch ein Spitzsieb ins kochende Wasser streichen, durchrühren und ca. 1 1/2 Minuten kochen. Nockerl abseihen und gut abtropfen lassen.

Rheuma/Gelenke ✓
Herz ✓
Stoffwechsel ✓
Sport ✓

	Kcal	Eiweiß	Fett	KH	Bst	BE
1 Portion	660	50 g	15 g	79 g	7 g	5

Kalbsschnitzel mit Zitronensoße

Zutaten für 4 Personen:
1 unbehandelte Zitrone
3 EL Olivenöl
weißer Pfeffer
4 Kalbsschnitzel à 120 g
Salz
125 ml Gemüsesuppe
1 TL Butter

Rheuma/Gelenke ✓
Herz ✓
Stoffwechsel ✓
Sport ✓

Zitrone heiß waschen, Schale abreiben und Saft auspressen. Zitronensaft mit 1 EL Olivenöl verquirlen, Pfeffer und Zitronenschale unterrühren. Schnitzel damit übergießen und 1 Stunde marinieren, zwischendurch einmal wenden.

In einer Teflonpfanne 2 EL Olivenöl erhitzen. Schnitzel aus der Marinade nehmen, gut abtropfen lassen und je 2 Minuten auf jeder Seite anbraten, in der Pfanne salzen. Schnitzel herausnehmen und warm stellen.

Zitronen-Öl-Marinade und Gemüsesuppe in die Pfanne geben und aufkochen lassen. Mit Butter montieren und mit Salz und Pfeffer abschmecken. Schnitzel in die Soße legen und 10 Minuten zugedeckt weich werden lassen. Schnitzel auf vorgewärmten Tellern servieren und mit Soße übergießen.

Tipp: Dazu passt ein Erdäpfel-Rote-Rüben-Gratin.

	Kcal	Eiweiß	Fett	KH	Bst	BE
1 Portion	230	23 g	15 g	0 g	0 g	0

Marinierter Schweinslungenbraten auf fruchtigem Natursaft mit Laucherdäpfeln

Zutaten für 2 Personen:
1 Schweinslungenbraten (à 300 g)
1 TL Rapsöl
1 Lorbeerblatt
2 Thymianzweige
2 Gewürznelken
Pfeffer (aus der Mühle)
Salz
125 ml Orangensaft, frisch gepresst
125 ml naturtrüber Apfelsaft
250 ml Gemüsebrühe
1 EL Dinkelvollkornmehl

400 g Erdäpfel
1 große Zwiebel
1 Stange Lauch
1 EL Rapsöl
125 ml Gemüsebrühe
125 ml Apfelmost
Kümmel
Muskatnuss
Salz
Pfeffer (aus der Mühle)

Marinade aus frisch gepresstem Orangensaft, Nelken und dem Lorbeerblatt zubereiten. Den zugeputzten Schweinslungenbraten etwas pfeffern und mit den Thymianzweigen einreiben. Lungenbraten über Nacht in die Marinade legen.

Erdäpfel kochen, schälen und in daumendicke Scheiben schneiden. Die fein gehackte Zwiebel in etwas Öl anrösten, Lauchringe sowie Erdäpfelscheiben beifügen und gemeinsam gut durchrösten. Mit Most ablöschen und mit etwas Suppe aufgießen. Die Laucherdäpfel anschließend etwas salzen, pfeffern und mit frischer Muskatnuss und Kümmel verfeinern.

Den marinierten Lungenbraten in einer heißen Pfanne mit Rapsöl auf beiden Seiten scharf anbraten und etwas salzen. Anschließend den Lungenbraten mit einer Folie gut abdecken. Den Bratenrückstand mit Apfelsaft ablöschen, mit Gemüsebrühe aufgießen und mit dem Vollkornmehl leicht binden.

Herz ✓
Stoffwechsel ✓
Sport ✓

	Kcal	Eiweiß	Fett	KH	Bst	BE
1 Portion	440	38 g	11 g	44 g	7 g	4

Hirschrückenfilet auf Rote-Rüben-Sockel

Zutaten für 4 Personen:
600 g Hirschrückenfilet
1 EL Olivenöl
1 TL Butter
150 ml Suppe
3 TL Rotwein
2 TL Obers
1 TL Speisestärke
2 TL Wasser
Thymian
Rosmarin
350 g Rote Rüben

In einer Pfanne Butter und Olivenöl erhitzen, Filet darin auf beiden Seiten bei mittlerer Hitze mit frischem Rosmarin ca. 5 Minuten braten.

Filet aus der Pfanne nehmen, zugedeckt rasten lassen. Bratenrückstand mit Rotwein ablöschen, Suppe zugießen und aufkochen. Speisestärke mit Wasser anrühren und in die Soße rühren, aufkochen und mit Salz, Pfeffer und Obers vollenden.

Rote Rüben in Salzwasser kochen, schälen, in Stifte schneiden und der Soße hinzufügen.

Seele/Stress ✓
Sport ✓

	Kcal	Eiweiß	Fett	KH	Bst	BE
1 Portion	310	33 g	14 g	12 g	2,5 g	0

Rehrückenkoteletts mit Cannelloni von Melanzani und Polenta

Zutaten für 4 Personen:
12 Stück Rehrückenkoteletts (knochensauber geputzt)
20 g Olivenöl
Rosmarin, Thymian, Senfkörner

Polenta:
300 ml Milch
40 g Olivenöl
40 g Schalotten
40 g Geselchtes
60 g Polenta (Maisgrieß)
etwas Parmesan (zum Verfeinern)
Salz, Pfeffer
Thymian
Muskatnuss, gerieben
Majoran

Melanzani:
12 Scheiben Melanzani
20 g Olivenöl

Sport ✓

Die Rehrückenstücke würzen und in Olivenöl anbraten. Bei ca. 90 °C im Rohr rasch ziehen lassen.

Die Melanzanischeiben beidseitig in Olivenöl anbraten.

Polenta: Feinwürfeliges Geselchtes mit geschnittenen Schalotten in Olivenöl anrösten. Mit Salz, Pfeffer, Thymian, Muskatnuss, etwas Majoran würzen, mit Milch ablöschen und kurz aufkochen lassen. Polenta in die kochende Milch einrühren. Die Flüssigkeit gut verkochen und mit etwas Parmesan verfeinern.

Die gebratenen Melanzanischeiben auf eine Klarsichtfolie legen und die Polentamasse daraufstreichen. Anschließend mit der Klarsichtfolie einrollen. Ca. 15 Minuten im Rohr bei 140 °C backen.

	Kcal	Eiweiß	Fett	KH	Bst	BE
1 Portion	438	40 g	25 g	13 g	1,7 g	1

Gebratener Schlegel vom Hirsch auf Wacholder-Rotweinsoße

Zutaten für 4 Personen:
600 g Hirschschlegelteile
Knoblauch
Salz, Pfeffer
Thymian
Wildgewürz
Wacholderbeeren
1 kleine Zwiebel
150 g Wurzelgemüse
2 EL Öl
1 TL Tomatenmark
125 ml Rotwein
4 cl Orangensaft
1 EL Mehl
1 EL Preiselbeeren

Vom Hirschfleisch sämtliches Fett entfernen, mit geriebenem Knoblauch und restlichen Gewürzen würzen. Backrohr auf 250 °C vorheizen. Zwiebel fein hacken, Wurzelgemüse würfeln. In einer Bratform Fleisch in Öl scharf anbraten, mit Wasser aufgießen. Zwiebel goldgelb rösten, restliches Gemüse und Tomatenmark kurz mitrösten, mit etwas Wasser, Wein und Orangensaft aufgießen und zum Braten dazugeben.

Fleisch zudecken und ca. 1,5 Stunden ins Rohr stellen, danach noch ca. 1/2 Stunde bei 220 °C (ohne Deckel) fertig garen. Das Fleisch herausnehmen, den Bratenrückstand mit Mehl binden, pürieren und mit Preiselbeeren abschmecken. Fleisch in Scheiben schneiden und mit Soße anrichten.

Rheuma/Gelenke ✓
Herz ✓
Stoffwechsel ✓
Sport ✓

	Kcal	Eiweiß	Fett	KH	Bst	BE
1 Portion	260	32 g	10 g	5 g	0,5 g	0

Süßer Hirseauflauf

Zutaten für 5 Personen:
140 g Goldhirse
100 ml Milch
350 ml Wasser
4 Eier (in Dotter und Klar getrennt)
2 EL heißes Wasser
480 g Magertopfen
flüssiger Süßstoff

Hirse kurz in kochendes Wasser geben und gleich wieder abseihen (so vergehen eventuelle Bitterstoffe). Hirse in Milch mit Wasser zugedeckt dämpfen, bis die Hirse weich ist.

Die Dotter mit heißem Wasser und Süßstoff schaumig rühren und unter den Topfen heben. Das Eiklar steif schlagen und vorsichtig unter die Hirse-Topfen-Masse heben. In eine Auflaufform geben und bei ca. 160 °C ca. 20 – 30 Minuten backen.

Tipp: Dazu passen diverse Kompotte oder Fruchtpürees. Frischer Ingwer macht diesen Auflauf noch feiner. Man kann auch frische Früchte hineinschneiden, aber Achtung: keine Kiwi oder Ananas – werden bitter!

Rheuma/Gelenke ✓
Stoffwechsel ✓
Seele/Stress ✓
Sport ✓

	Kcal	Eiweiß	Fett	KH	Bst	BE
1 Portion	250	22 g	6 g	25 g	1 g	2

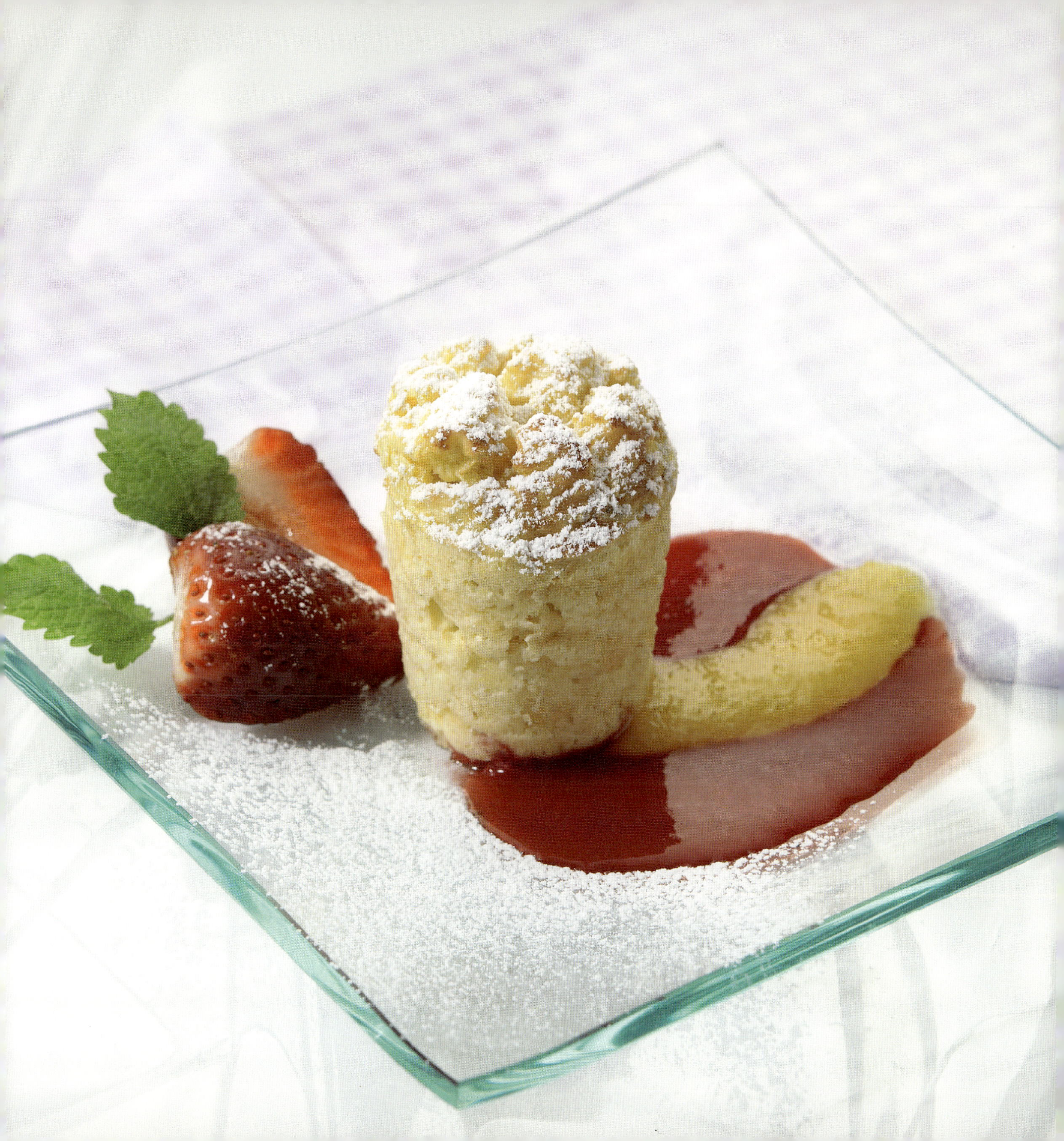

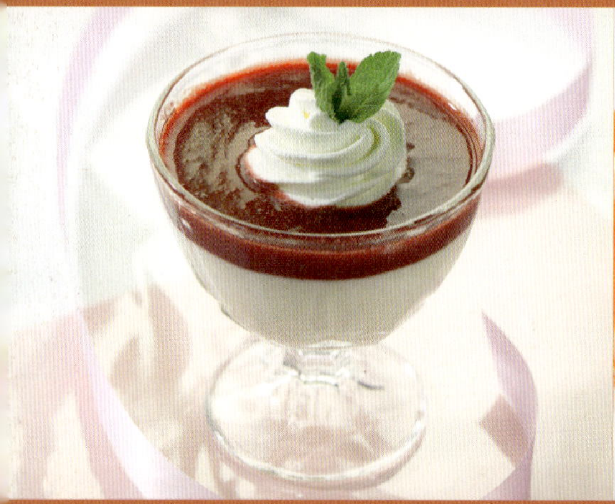
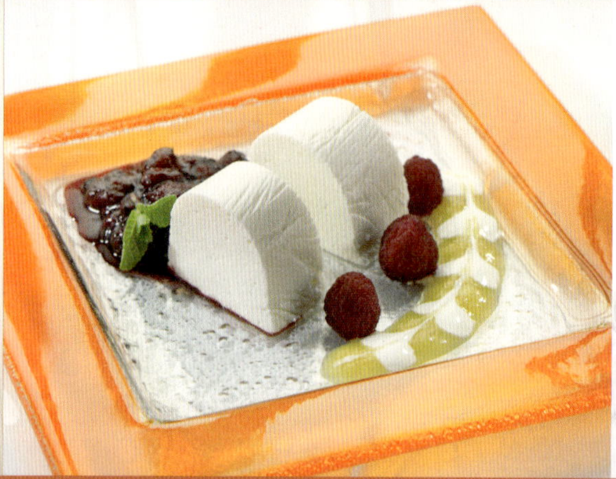
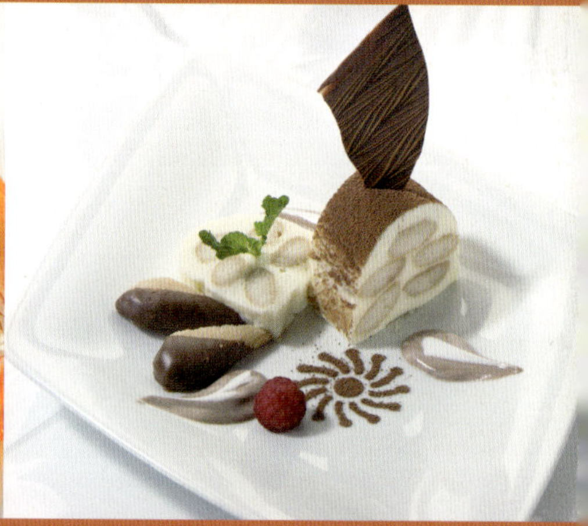

Desserts

Erdbeer-Buttermilchgelee

Zutaten für 8 Personen:
1250 ml Buttermilch
500 ml Erdbeermus
4 Blatt Gelatine
125 ml Buttermilch
Zitronensaft
Rum
flüssiger Süßstoff

Die Gelatine in kaltem Wasser einweichen, gut ausdrücken. 125 ml Buttermilch leicht erwärmen (nicht kochen) und die Gelatine darin auflösen. In die restliche Buttermilch das Erdbeermus einrühren und mit Zitrone, Rum und Süßstoff abschmecken.

In Gläser abfüllen und kalt stellen. Vor dem Servieren mit Beeren der Saison und Minze garnieren.

Tipp: Sie können auch Honig oder Ahornsirup zum Süßen verwenden.

Rheuma/Gelenke ✓
Herz ✓
Stoffwechsel ✓
Seele/Stress ✓
Sport ✓

1 Portion	Kcal	Eiweiß	Fett	KH	Bst	BE
	110	7 g	1 g	16 g	1 g	1

Vanille-Heidelbeercreme

Zutaten für 4 Personen:
375 ml Milch
2 EL Vanillepuddingpulver
flüssiger Süßstoff
Rum
150 g Magertopfen
200 g Heidelbeeren
Zitronensaft

Rheuma/Gelenke ✓
Herz ✓
Stoffwechsel ✓
Seele/Stress ✓
Sport ✓

Puddingpulver in einigen Esslöffeln kalter Milch verrühren, restliche Milch zum Kochen bringen und gelöstes Puddingpulver einkochen. Pudding mit Süßstoff und Rum abschmecken und zugedeckt überkühlen lassen.

Die Heidelbeeren mit einer Gabel zerdrücken und mit etwas Zitronensaft abschmecken. Den Magertopfen mit einer Schneerute in den Pudding einrühren und die Hälfte davon mit den Heidelbeeren vermischen.

Vier hohe Gläser abwechselnd mit einem Esslöffel Vanille- und Heidelbeercreme befüllen.

	Kcal	Eiweiß	Fett	KH	Bst	BE
1 Portion	105	9 g	2 g	13 g	3 g	1

Buttermilchschaum mit Fruchtmark

Zutaten für 6 Personen:
1000 ml Buttermilch
10 Blatt Gelatine
60 g Orangensaftkonzentrat
100 g Himbeeren
flüssiger Süßstoff

Rheuma/Gelenke ✓
Herz ✓
Stoffwechsel ✓
Seele/Stress ✓
Sport ✓

Buttermilch mit Süßstoff abschmecken. Gelatine in kaltem Wasser einweichen, ausdrücken und in erwärmtem Orangensaftkonzentrat auflösen. Buttermilch einrühren und in Gläser aufteilen. Für das Fruchtmark Himbeeren passieren, mit Süßstoff abschmecken und auf die jeweiligen Gläser verteilen.

	Kcal	Eiweiß	Fett	KH	Bst	BE
1 Portion	105	9 g	1 g	12 g	1 g	1

Mandarinenfilets mit Sanddorncreme

Zutaten für 4 Personen:
4 Mandarinen
300 g Magertopfen
2 EL Orangensaft
2 EL Mineralwasser
2 EL Sanddornsaft, ungesüßt
flüssiger Süßstoff oder Honig

Rheuma/Gelenke ✓
Herz ✓
Sport ✓
Stoffwechsel ✓

Die Mandarinen schälen und die Filets auf Desserttellern anrichten. Topfen mit den Säften und dem Mineralwasser schaumig rühren, abschmecken und auf den Mandarinenspalten verteilen.

	Kcal	Eiweiß	Fett	KH	Bst	BE
1 Portion	95	9 g	1 g	12 g	2 g	1

Nährwerte bemessen für Variante mit Süßstoff

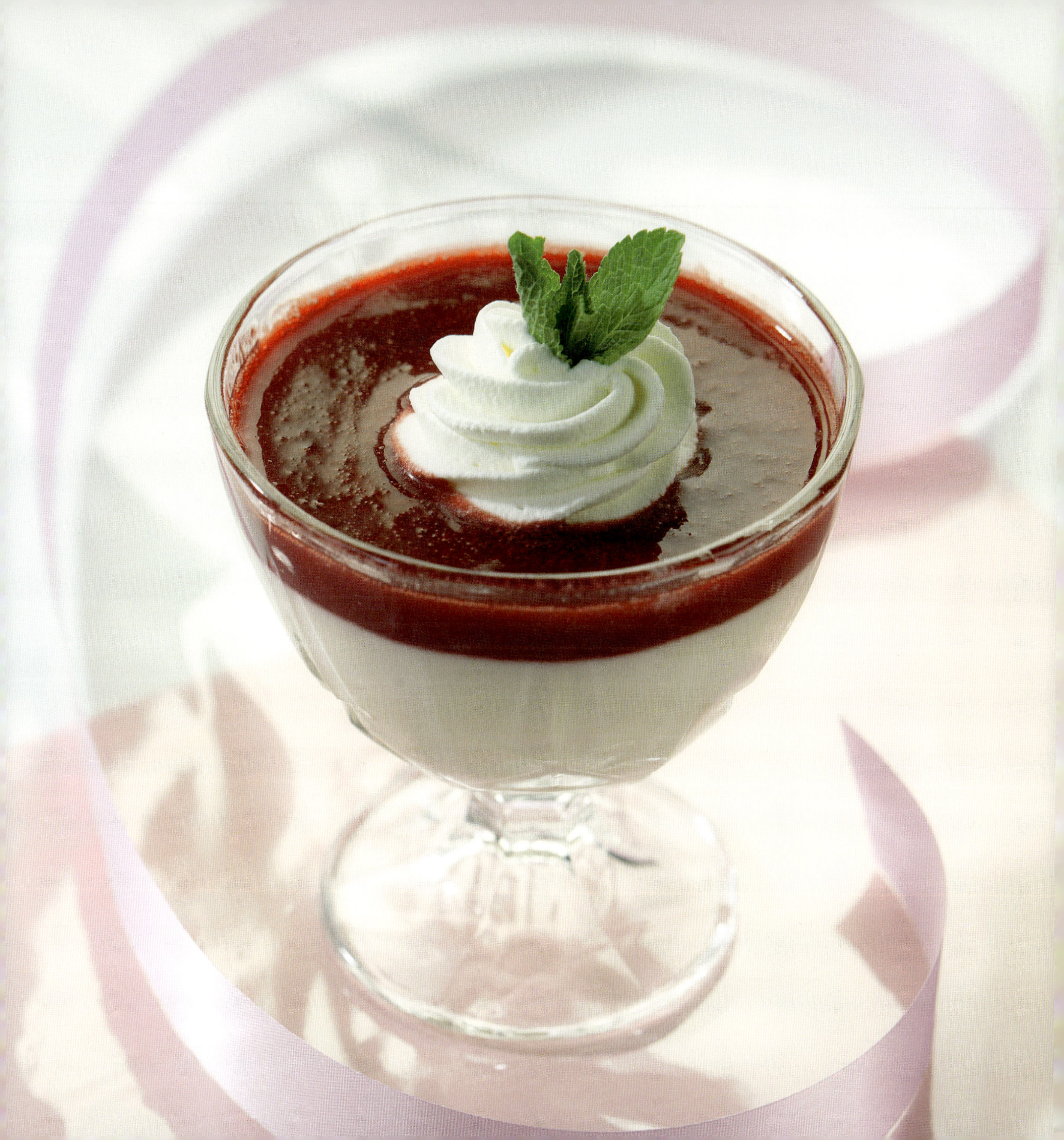

Zwetschkengelee auf Zimtjoghurt

Zutaten für 4 Personen:
600 g Zwetschken
125 ml Wasser
flüssiger Süßstoff
1 kleine Zimtrinde
1 Zitrone
Gewürznelken
28 g Gelatine
30 g Mandeln
30 g Haselnüsse
20 ml Zwetschkenbrand

250 g Joghurt
1 TL Zimt
1 EL Honig

Wasser mit Süßstoff, Zimtrinde, etwas Zitronensaft und Gewürznelken aufkochen, entkernte Zwetschken darin langsam bissfest dünsten und herausnehmen. Den Fond durch ein Sieb gießen und etwas reduzieren. Gelatine in kaltem Wasser einweichen, ausdrücken und im Zwetschkensud auflösen. Zwetschken, grob gehackte Mandeln und Haselnüsse, Zitronenschale und Zwetschkenbrand mit dem Saft vermischen.

Portionsformen mit kaltem Wasser ausspülen und die Zwetschkenmasse einfüllen. Im Kühlschrank mindestens vier Stunden fest werden lassen. Joghurt mit Zimt und Honig gut verrühren.

Törtchen auf Teller stürzen und mit Zimtjoghurt servieren.

Seele/Stress ✓
Sport ✓

	Kcal	Eiweiß	Fett	KH	Bst	BE
1 Portion	220	9 g	9 g	22 g	4 g	2

Creme vom Kronprinz-Apfel

Zutaten für 4 Personen:
150 g Apfelpüree (Kronprinz)
100 g Joghurt (1%)
180 g Obers, geschlagen
30 g Staubzucker
1 EL Preiselbeerkompott (eingedickt)
3 Blatt Gelatine
1 Prise Zimt
Calvados
Vanille
Zitronensäure

4 große Äpfel (Kronprinz)
(zum Aushöhlen)

Sport ✓

Apfelpüree, Joghurt, Staubzucker und Gewürze vermengen und gut verrühren. Eingeweichte Gelatine in warmem Apfelschnaps (Calvados) auflösen und unter die Apfelmasse rühren. Geschlagenes Obers unterheben.

Die vier Äpfel aushöhlen. Eingedicktes Preiselbeerkompott einfüllen und die Apfelcrememasse bis zum oberen Rand eingießen. Mit Klarsichtfolie zugedeckt über Nacht im Kühlschrank stocken lassen.

	Kcal	Eiweiß	Fett	KH	Bst	BE
1 Portion	338	4 g	18 g	39 g	5 g	3

Joghurtterrine

Zutaten für 8 Personen:
750 g Joghurt (1 % Fett)
125 g Obers, geschlagen
20 g Gelatine
flüssiger Süßstoff
Zitronensaft
1 cl Rum

Joghurt cremig rühren und mit Süßstoff abschmecken. Gelatine in kaltem Wasser einweichen, ausdrücken und in Rum und Zitronensaft warm auflösen. Aufgelöste Gelatine in Joghurt einrühren und geschlagenes Obers unterheben. In eine mit Frischhaltefolie ausgelegte Form füllen und 3 Stunden kalt stellen.

Tipp: Mit frischen Früchten und Beeren nach Saison anrichten.

Seele/Stress ✓
Sport ✓

	Kcal	Eiweiß	Fett	KH	Bst	BE
1 Portion	110	6 g	7 g	4 g	0 g	0,5

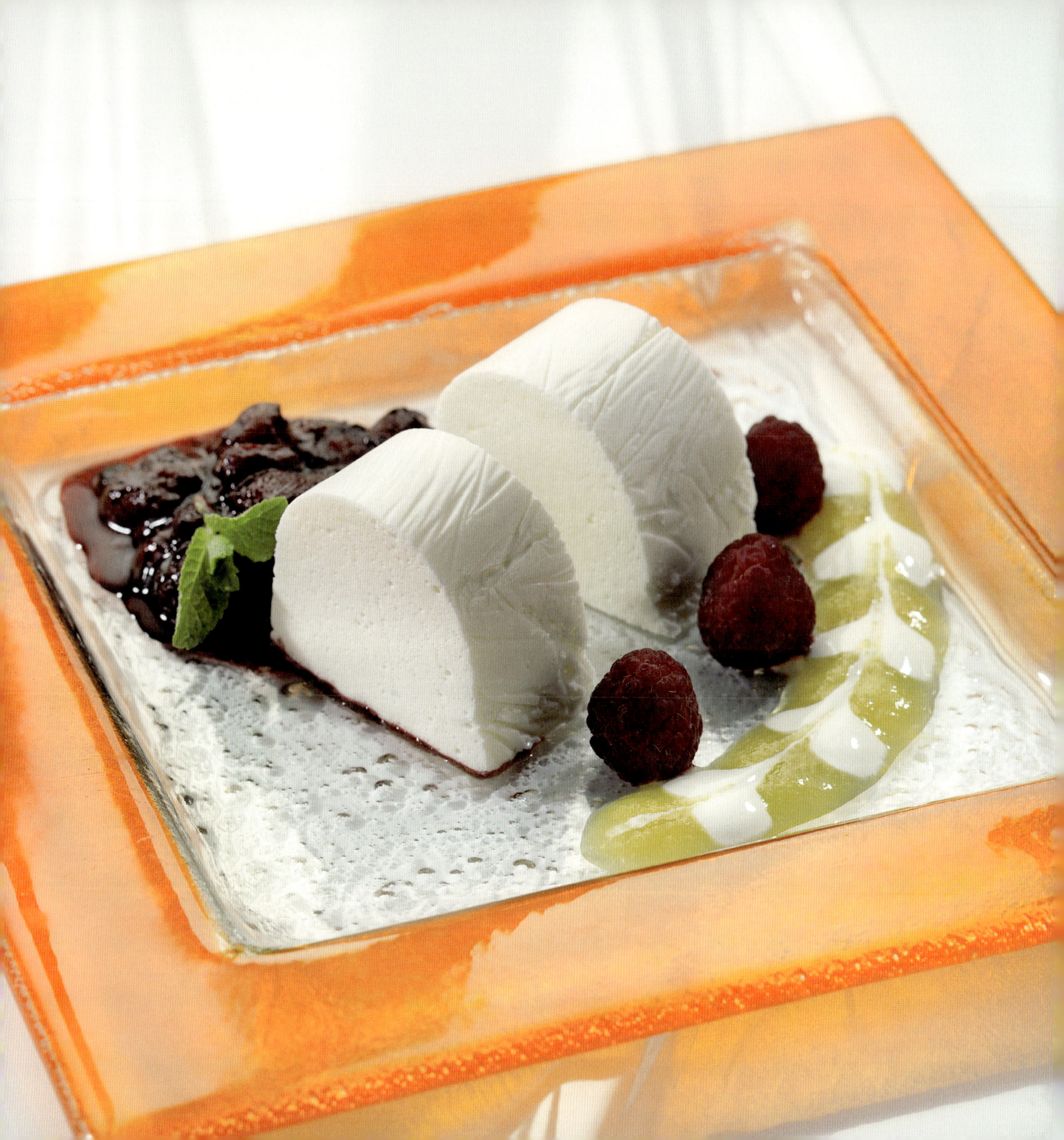

Graumohnmousse mit Zwetschkendialog

Zutaten für 16 Personen:
5 Dotter
125 g Zucker
10 ml Rum
600 g Topfen
50 g Mohn, gerieben
1/2 TL Vanillezucker
geriebene Schale von 1 Zitrone
500 ml Obers
7 Blatt Gelatine

Zwetschkendialog:
700 g Zwetschken
120 g Zucker
125 ml Zwetschkenschnaps
120 g Maizena

Dotter mit Zucker und Rum über Dampf schaumig aufschlagen. Schüssel vom Dampf entfernen und die Masse kalt weiterschlagen. Topfen verrühren und mit Mohn, Vanillezucker und Zitronenschale vermengen. Gelatineblätter in kaltem Wasser einweichen, ausdrücken und in 62,5 ml warmem Obers auflösen.

Dotter-Topfen-Masse mit Gelatine-Obers-Masse verrühren. Restliches Obers aufschlagen, unter diese Masse heben, in Terrinenform füllen und kalt stellen.

Für den Zwetschkendialog alle Zutaten verrühren, aufkochen und überkühlen. Graumohnmousse mit Zwetschkendialog anrichten.

Seele/Stress ✓
Sport ✓

	Kcal	Eiweiß	Fett	KH	Bst	BE
1 Portion	310	9 g	15 g	30 g	1,5 g	2

Dinkel-Grießstrudel mit Weichselsoße

Rezept für 1 Strudel à 7 Portionen:

Strudelteig (200 g):
65 g Dinkelvollkornmehl
65 g Mehl
62,5 ml Wasser
5 g Öl

Fülle:
75 g Magertopfen
3 Eier
60 g Butter
2 EL Sauerrahm
150 g Grieß
75 g Zucker
Schuss Rum
etwas geriebene Zitronenschale

Weichselsoße:
560 g Weichseln (aus der Dose)
850 ml Weichselsaft
70 g Maizena
flüssiger Süßstoff

Seele/Stress ✓
Sport ✓

Für den Strudelteig alle Zutaten verrühren und zu einem geschmeidigen Teig verkneten. Für die Fülle Butter, Zucker und Eier schaumig schlagen. Magertopfen, Grieß, Rum und geriebene Zitronenschale in die schaumig geschlagene Masse unterheben. Strudelteig ausrollen und zur gewünschten Größe ausziehen, mit der Fülle bestreichen und einrollen. Auf ein mit Backpapier belegtes Blech legen und im Rohr bei 140 °C zugedeckt ca. 40 Minuten backen.

Für die Weichselsoße Weichselsaft mit Maizena verrühren, aufkochen und mit Süßstoff abschmecken. Weichseln dazugeben, vom Herd nehmen und mit dem Strudel anrichten.

	Kcal	Eiweiß	Fett	KH	Bst	BE
1 Portion	490	11 g	14 g	77 g	4 g	6

Dinkel-Mohnkranz

Zutaten für 10 Personen:
Germteig:
250 ml Halbfettmilch (1,8 % Fett)
60 g Margarine
25 g Frischgerm
62,5 ml Wasser, warm
380 g Dinkelvollkornmehl
1 TL Salz
60 g Zucker
1 Ei

Fülle:
80 g Zucker
250 g Mohn
150 g Rosinen
Zimt
50 g Margarine
Staubzucker (zum Bestreuen)

Rheuma/Gelenke ✓
Herz ✓
Sport ✓

Für den Germteig Milch mit Margarine erhitzen, bis die Margarine geschmolzen ist. Flüssigkeit auf Handwärme abkühlen lassen. Germ in warmem Wasser auflösen. Mehl, Salz und Zucker in einer Schüssel vermengen und in die Mitte eine Vertiefung drücken. Germ, Milch und das Ei in die Mulde geben und mit der Küchenmaschine zu einem glatten Teig verarbeiten. Danach ca. 1 Stunde an einem warmen Platz „gehen" lassen.

Germteig zu einem 25 x 40 cm großen Rechteck ausrollen. Für die Fülle Mohn, Zucker, Rosinen, Zimt und zerlassene Margarine vermengen. Fülle auf dem Germteig verteilen, dabei an allen Seiten einen 2 cm breiten Rand lassen. Die Füllung mit dem Nudelholz leicht andrücken. Strudel aufrollen und an den Nahtstellen gut zusammendrücken. Die Teigrolle zu einem Kranz legen, sodass die Teigenden überlappen und gut verschlossen sind. Den Kranz auf ein mit Backpapier belegtes Blech legen und mit einem scharfen Messer alle 5 cm – zur Mitte hin – tief einschneiden, aber nicht ganz durchschneiden. Die Teigstücke vorsichtig hochziehen und umklappen, sodass die Füllung sichtbar wird. Nochmals kurz „gehen" lassen.

Den Backofen auf 180 °C vorheizen und den Germteig anschließend 25 – 30 Minuten goldbraun backen. Den fertigen Kranz auskühlen lassen und mit Staubzucker bestreuen.

Tipp: Anstelle der Frischgerm kann auch Trockengerm verwendet werden. Diese direkt mit dem Mehl vermischen.

	Kcal	Eiweiß	Fett	KH	Bst	BE
1 Portion	440	11 g	21 g	51 g	9 g	4

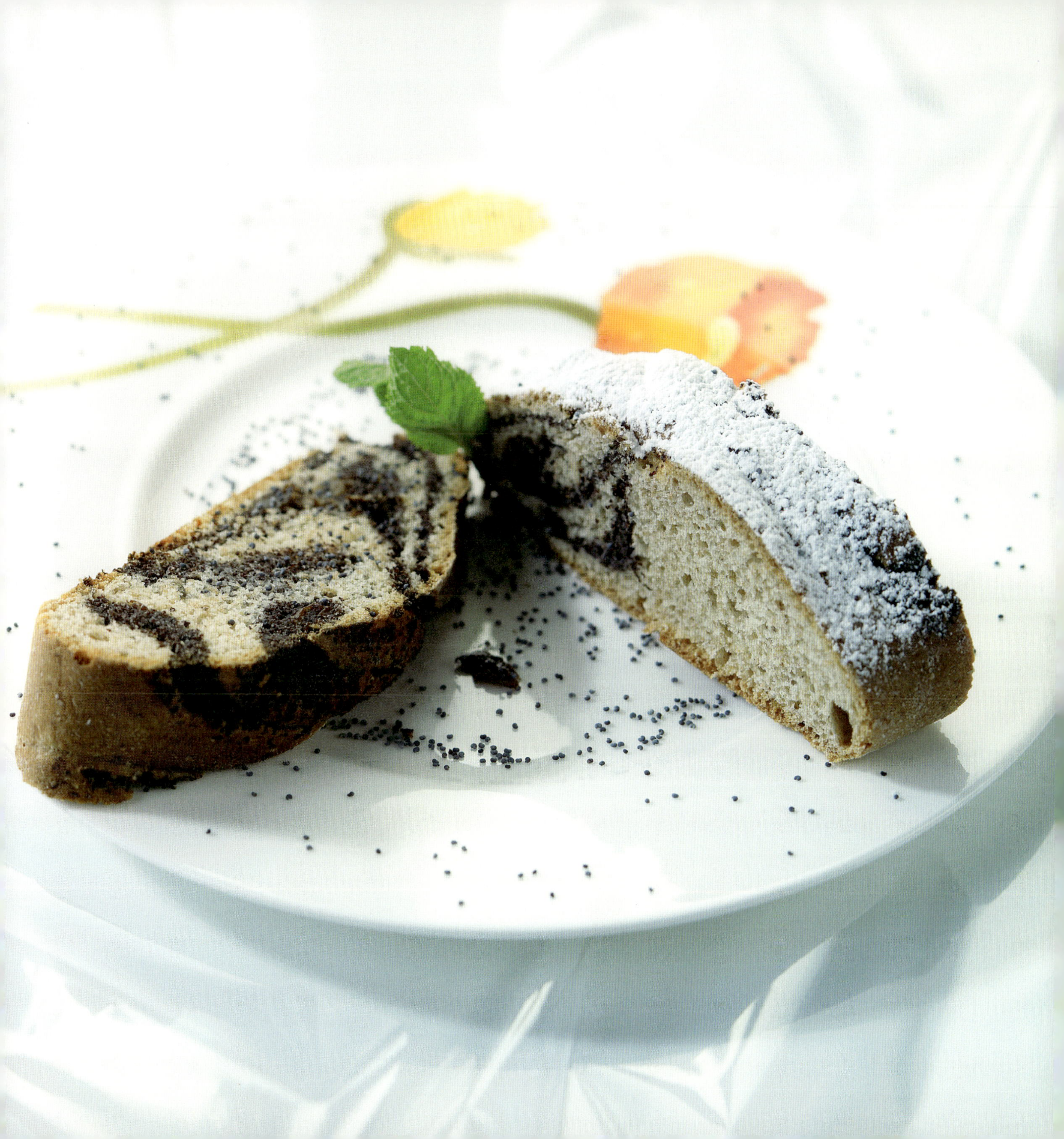

Waldviertler Mohn-Himbeer-Torte

Zutaten für 1 Torte (18 Stk.):
1 Becher Joghurt (1 % Fett)
100 g Mohn, gemahlen
1 Apfel
Zitronensaft
160 g Vollkornmehl
1 Pkg. Backpulver
4 Eier
2 EL Zucker
flüssiger Süßstoff

Creme:
250 ml Milch (1,5 % Fett)
1/2 Pkg. Vanillepuddingpulver
6 Blatt Gelatine
2 Becher Joghurt (1 % Fett)
flüssiger Süßstoff
Zitronensaft

400 g Himbeeren
2 Blatt Gelatine

Den Apfel grob reißen und mit Zitronensaft beträufeln. Dotter mit Zucker und Süßstoff schaumig rühren. Mohn, Apfel und Joghurt untermengen. Eiklar zu Schnee schlagen und abwechselnd mit dem mit Backpulver versiebten Mehl unter die Mohnmasse heben. In einer befetteten Tortenform (Springform) bei 170 °C ca. 45 Minuten backen. (In der Form belassen.)

Gelatineblätter in kaltem Wasser einweichen. Vanillepuddingpulver mit 4 EL kalter Milch glatt rühren und die restliche Milch erhitzen. Das gelöste Puddingpulver in der heißen Milch einkochen, 6 ausgedrückte Gelatineblätter unterziehen und anschließend Joghurt, Süßstoff und Zitronensaft beifügen.

Himbeeren passieren, erhitzen und die restlichen 2 Gelatineblätter unterziehen.

Auf dem Tortenboden zuerst die Puddingcreme verstreichen, dann mit Himbeergelee übergießen und mindestens 3 Stunden im Kühlschrank fest werden lassen.

Rheuma/Gelenke ✓
Herz ✓
Stoffwechsel ✓
Seele/Stress ✓
Sport ✓

1 Portion	Kcal	Eiweiß	Fett	KH	Bst	BE
	130	7 g	6 g	12 g	4 g	1

Heißer Dinkelgrießgugelhupf

Zutaten für 4 Personen:
250 ml Milch
60 g Dinkelgrieß
40 g Butter
3 Dotter
Salz
Vanilleschote
Zitronenzeste
etwas Zimt
3 Eiklar
50 g Kristallzucker

Seele/Stress ✓
Sport ✓

Milch, Butter und Gewürze aufkochen. Dinkelgrieß einkochen und kurz überkühlen. Dotter mit etwas Zucker schaumig schlagen, Grießmasse unterrühren. Eiklar und restlichen Kristallzucker steif schlagen und unterheben. Dinkelgrießmasse in befettete, bezuckerte Gugelhupfförmchen gießen und im Wasserbad zugedeckt 15 Minuten köcheln lassen. Dinkelgrießgugelhupf auf vorbereitete Dessertteller stürzen und servieren.

	Kcal	Eiweiß	Fett	KH	Bst	BE
1 Portion	281	9 g	15 g	26 g	1,1 g	2

Tiramisu einmal anders

Zutaten für 8 Personen:
500 ml Milch
30 g Vanillepuddingpulver
3 Blatt Gelatine
250 g Magertopfen
1/2 Becher Jogurt (1 % Fett)
36 Biskotten
flüssiger Süßstoff
2 Tassen Kaffee
2 EL Rum
Kakaopulver

Puddingpulver in einigen Esslöffeln kalter Milch und mit dem Süßstoff verrühren, restliche Milch zum Kochen bringen und gelöstes Puddingpulver einkochen. Gelatineblätter einweichen, ausdrücken und im heißen Pudding auflösen. Topfen und Joghurt verrühren, zum Pudding hinzufügen und gut abschmecken.

Biskotten im Kaffee-Rum-Gemisch tränken und in die Form legen. Abwechselnd Creme und Biskotten aufschichten und mit Creme abschließen.

Mindestens 3 Stunden kühl stellen und mit Kakaopulver bestreut servieren.

Rheuma/Gelenke ✓
Herz ✓
Stoffwechsel ✓
Seele/Stress ✓
Sport ✓

	Kcal	Eiweiß	Fett	KH	Bst	BE
1 Portion	170	10 g	3 g	25 g	1 g	2

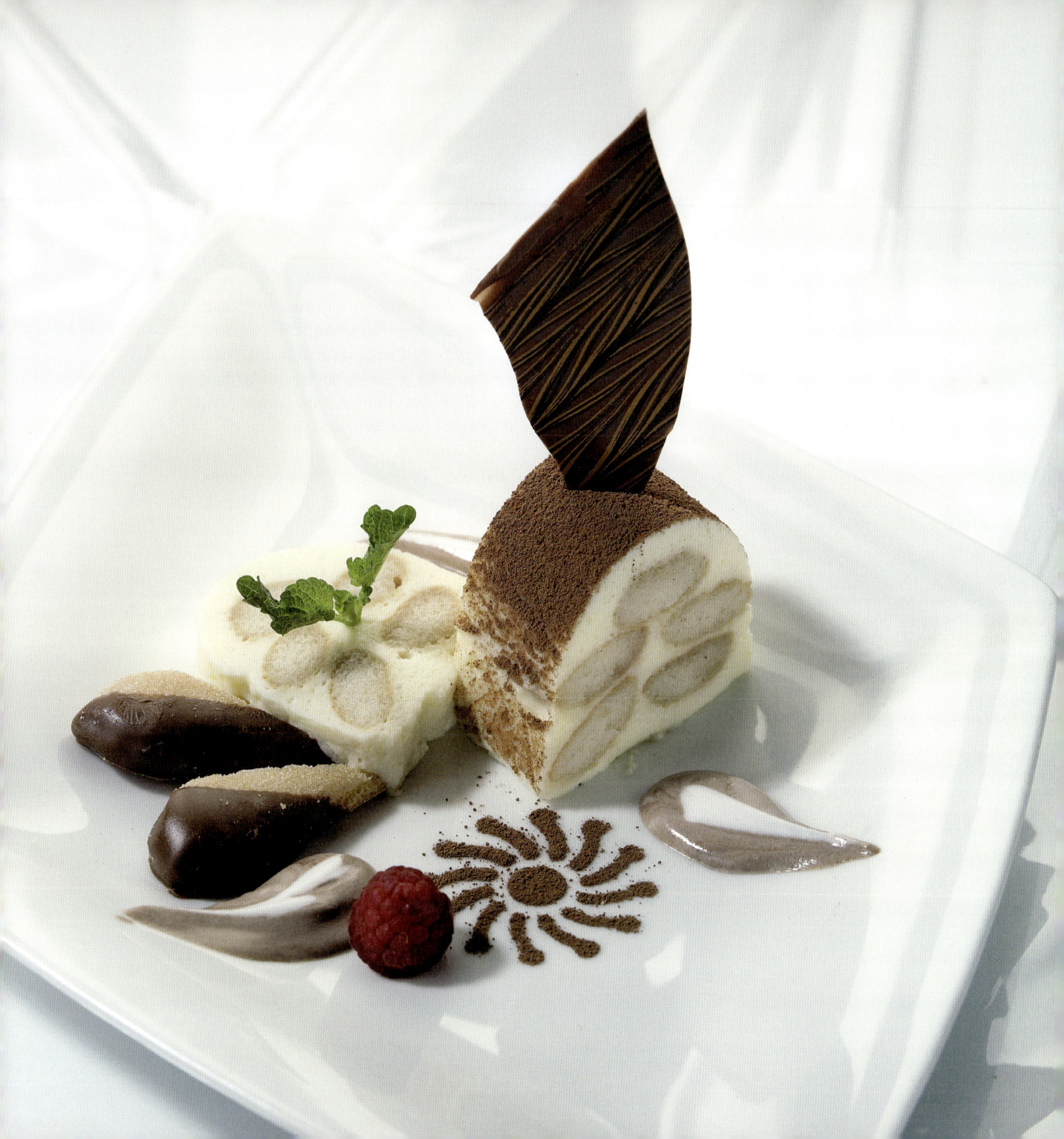

Hirse-Auflauf mit Äpfeln

Zutaten für 4 Personen:
120 g Goldhirse
250 ml Milch
3 kleine Äpfel
flüssiger Süßstoff
Zitronensaft
3 Eier
Zimt
Zitronenschale
Rum

Die Goldhirse in etwas Wasser kurz aufkochen und das Wasser wieder abgießen, damit die Bitterstoffe entfernt werden. Die Hirse nun mit Milch bei geringer Hitze etwa 30 Minuten dünsten. Äpfel schälen, entkernen, achteln und mit Zitronensaft beträufeln. Eier trennen, Schnee schlagen, Dotter unter die Hirsemasse mischen und Zimt, Rum und Zitronenschale beifügen. Schnee und die Hälfte der Äpfel unter die Dotter-Hirse-Masse heben.

Die Masse in eine mit Backtrennpapier ausgelegte Form füllen, mit den restlichen Apfelspalten belegen und im vorgeheizten Rohr bei 180 °C ca. 45 Minuten backen.

Tipp: Diabetiker können dieses Rezept als Hauptspeise genießen. Als Dessert ist eine halbe Portion empfehlenswert.

Rheuma/Gelenke ✓
Herz ✓
Stoffwechsel ✓
Seele/Stress ✓
Sport ✓

	Kcal	Eiweiß	Fett	KH	Bst	BE
1 Portion	220	11 g	6 g	29 g	5 g	3

Schokolade-Himbeer-Lasagne

Zutaten für 4 Personen:
250 ml Joghurt (1% Fett)
250 g Himbeeren (Himbeermark)
1/4 l Schlagobers, geschlagen
6 Blatt Gelatine
etwas Weißwein
flüssiger Süßstoff
Zitronensaft
Vanille

dünne Schokoladeplatten zum Verzieren

Seele/Stress ✓
Sport ✓

Himbeeren (oder beliebige andere Früchte der Saison) mit dem Mixstab pürieren und mit Joghurt verrühren. Gelatine in kaltem Wasser einweichen, ausdrücken, in etwas erwärmtem Zitronensaft auflösen. Anschließend mit dem Handmixer in die Himbeer-Joghurt-Creme einrühren. Danach geschlagenes Obers unterheben.

Terrinenform mit Frischhaltefolie auslegen, Creme hineingießen, mit Folie abdecken und einige Stunden kühl stellen. Die gekühlte Terrine stürzen, Frischhaltefolie entfernen, in Stücke schneiden und gefällig mit den Schokoladeplatten anrichten.

Tipp: Kalorienbewusste können die Hälfte des Schlagobers durch Joghurt ersetzen.

	Kcal	Eiweiß	Fett	KH	Bst	BE
1 Portion	306	5 g	19 g	29 g	0,9 g	2,5

Apfel-Topfenknödel

Zutaten für 4 Personen:
200 g Äpfel
Zitronensaft
200 g Magertopfen
2 Eier
80 g Semmelbrösel
90 g Vollkorngrieß
flüssiger Süßstoff
Zimt

Äpfel grob reiben und mit Zitronensaft beträufeln. Magertopfen, Eier, Äpfel, Brösel, Vollkorngrieß sowie Süßstoff und Zimt in einer Schüssel zu einer Masse verarbeiten und mindestens 20 Minuten durchziehen lassen. 8 Knödel formen und in Salzwasser ca. 20 Minuten leicht wallen lassen. Knödel mit Zimt bestreuen und servieren.

Tipp: Nach Belieben kann ein Fruchtmus dazugereicht werden (Broteinheiten beachten). Hierfür 250 g Früchte (z. B. Erdbeeren) pürieren, mit Zitronensaft und Süßstoff abschmecken, gleichmäßig auf 4 Tellern verteilen und mit Joghurt verzieren. Apfel-Topfenknödel auf dem Fruchtspiegel anrichten.

Rheuma/Gelenke ✓
Herz ✓
Stoffwechsel ✓
Sport ✓

	Kcal	Eiweiß	Fett	KH	Bst	BE
1 Portion	260	15 g	4 g	40 g	4 g	3

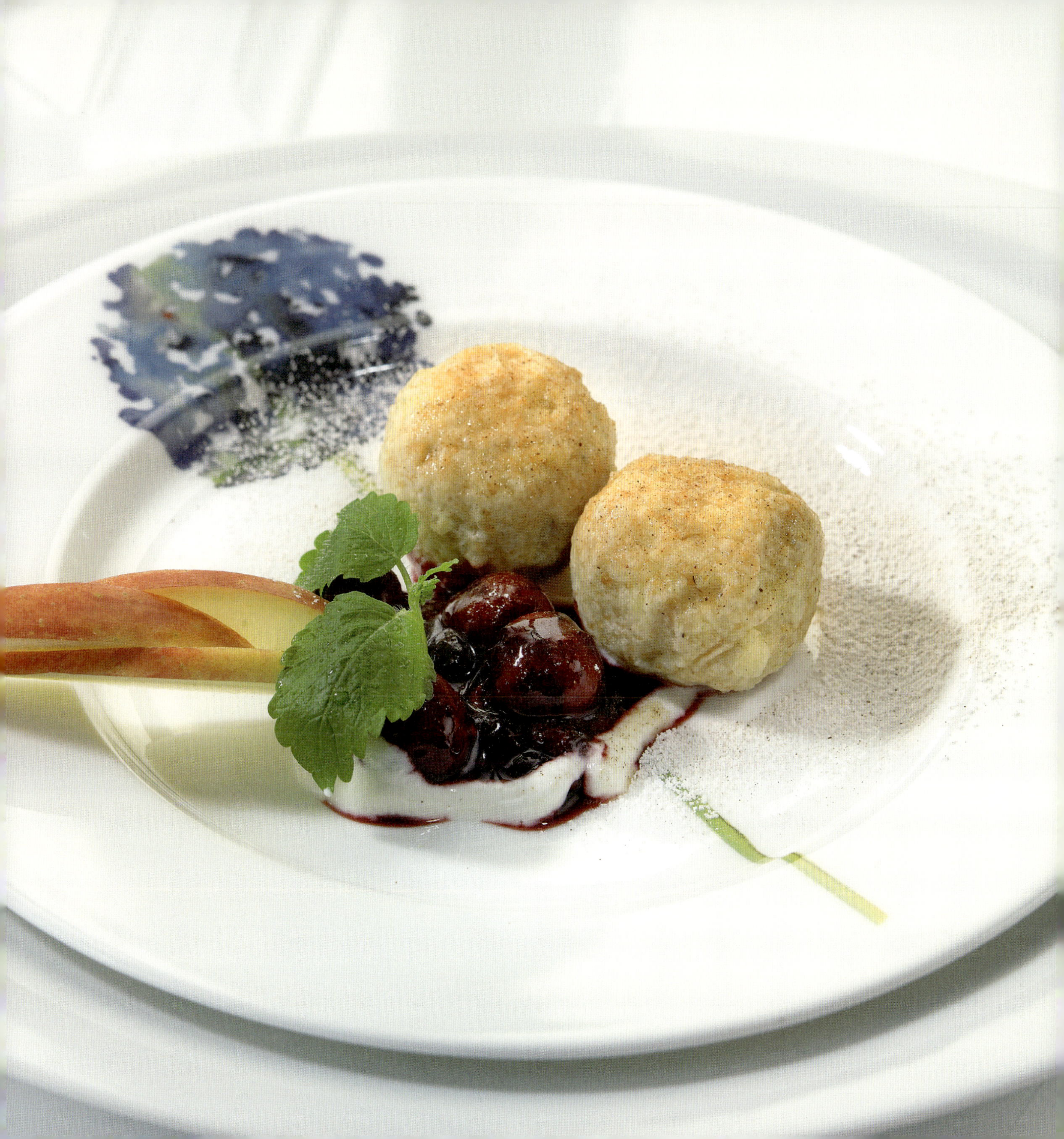

Rhabarber-Erdbeer-Auflauf

Zutaten für 8 Personen:
700 g Rhabarber
250 g Erdbeeren

Teig:
3 Dotter
60 g Honig
20 ml Rum
100 g Margarine
100 g Dinkelvollkornmehl
50 g Mandeln mit Schale, gerieben
250 ml Halbfettmilch
3 Eiklar
50 g Zucker (oder Süßstoff)
Öl (für die Form)
evtl. Staubzucker zum Bestauben

Vom Rhabarber die Fäden abziehen und in 2 cm große Stücke schneiden. Erdbeeren halbieren.

Eine feuerfeste Form mit Öl auspinseln, Obst darauf verteilen. Dotter, Honig, Rum schaumig rühren und die zerlassene Margarine unterarbeiten. Mehl und Mandeln mischen und abwechselnd mit der Milch unter die Masse rühren. Eiklar steif schlagen, dabei Zucker nach und nach einrieseln lassen, vorsichtig unter den Teig heben und anschließend auf dem Obst verstreichen.

Bei 180 °C im vorgeheizten Rohr ca. 40 Minuten backen.

Rheuma/Gelenke ✓
Herz ✓
Stoffwechsel ✓
Seele/Stress ✓
Sport ✓

	Kcal	Eiweiß	Fett	KH	Bst	BE	
1 Portion	238 210	6 g	16 g	25,5 g 19 g	4,5 g	2,5 1,5	mit Zucker mit Süßstoff

Süße Polentaschnitte mit heißen Heidelbeeren

Zutaten für 4 Personen:
Polentaschnitte:
100 g Polentagrieß
180 ml Halbfettmilch (1,8 % Fett)
110 ml Wasser
3 Eier
60 g Rohrzucker
230 g Magertopfen
1 kleiner Schuss Rum
Zitronen-, Orangenschale

Heidelbeeren:
300 g Heidelbeeren
80 ml Wasser
30 ml Orangensaft
etwas Zitronensaft
Zimtrinde
30 g Zucker
20 g Maizena

Polenta in Wasser und Milch dünsten. Eidotter mit der halben Menge Zucker schaumig rühren, Eiklar mit restlichem Zucker zu Schnee schlagen. Überkühlte Polentamasse mit Dottermasse, Magertopfen und Schnee vermengen und mit Rum, Zitronen- und Orangenschalen verfeinern.

Polentamasse in eine Auflaufform füllen und bei 160 °C 30 – 40 Minuten backen. Heidelbeeren mit allen Zutaten aufkochen und mit Maizena binden.

Tipp: Sie können auch Beeren-, Holler-, Marillenröster oder diverse Beerensoßen dazu servieren.

Rheuma/Gelenke ✓
Herz ✓
Seele/Stress ✓
Sport ✓

	Kcal	Eiweiß	Fett	KH	Bst	BE
1 Portion	360	18 g	7 g	54 g	6 g	4,5

Glossar

1/8 l	125 ml
Brennnesselnudeln	spezielle Nudelsorte, im Handel erhältlich
Cremefine	pflanzliche Sahne
Eckerlkäse	Schmelzkäse
Eidotter	Eigelb
Eierschwammerl	Pfifferlinge
Eiklar	Eiweiß
Erdäpfel	Kartoffeln
Essiggurkerl	Gewürzgurken
Faschieren	durch den Fleischwolf drehen
Fisolen	Grüne Bohnen
Fleckerl	spezielle Nudelsorte
Frittaten	Pfannkuchenstreifen
Germ	Hefe
Geselchtes	Selchfleisch, Kasseler
Heidelbeeren	Blaubeeren
Hirschschlegel	Hirschkeule
Holler	Holunder
Hüttenkäse	Ricotta
Kalbsvögerl	Ausgelöste Hesse
Kohlrabi	Kohlrübe
Kren	Meerrettich
Landfrischkäse	Ricotta
Maizena	Stärkemehl
Marillen	Aprikosen
Maroni	Esskastanien
Melanzani	Auberginen
Palatschinken	Pfannkuchen
Paradeiser	Tomaten
Rote Rübe	Rote Bete
Sauerrahm	saure Sahne
Schlagobers	süße Sahne
Schwammerl	Pilze / Champignons
Semmelbrösel	Paniermehl
Topfen	Quark
Vogerlsalat	Feldsalat
Vollkornbrösel	Vollkorn-Paniermehl
Weichseln	Sauerkirschen

Nährwerttabelle:

Kcal = Kilokalorien
KH = Kohlenhydrate
Bst = Ballaststoffe
BE = Broteinheit

Moorheilbad Harbach

Das Gesundheits- und Rehabilitationszentrum im Waldviertel

Das Moorheilbad Harbach ist spezialisiert auf die Vorbeugung und Behandlung von Beschwerden im Stütz- und Bewegungsapparat. Medizinische Kompetenz und modernste Behandlungsmethoden, kombiniert mit dem heilkräftigen Harbacher Hochmoor, sind die Basis eines erfolgreichen Gesundheitsaufenthalts.

Orthopädische Rehabilitation und Sportrehabilitation Durch Maßnahmen der Orthopädischen Rehabilitation verbessern Patienten nach Operationen, (Sport-)Verletzungen oder Unfällen, aber auch bei chronischen Wirbelsäulenbeschwerden, die Mobilität und Lebensqualität wieder.

Gesundheitsvorsorge Aktiv Das Moorheilbad Harbach bietet in Zusammenarbeit mit der Pensionsversicherungsanstalt das Programm „Gesundheitsvorsorge Aktiv" (GVA) an. Neben der Behandlung des Grundleidens im Bewegungs- und Stützapparat steht die Verbesserung der Lebensstilfaktoren Bewegung, mentale Gesundheit und Ernährung im Mittelpunkt.

Schmerztherapie Patienten mit chronischen Rückenschmerzen werden von Schmerzmedizinern, Therapeuten und Pflegekräften intensiv betreut.

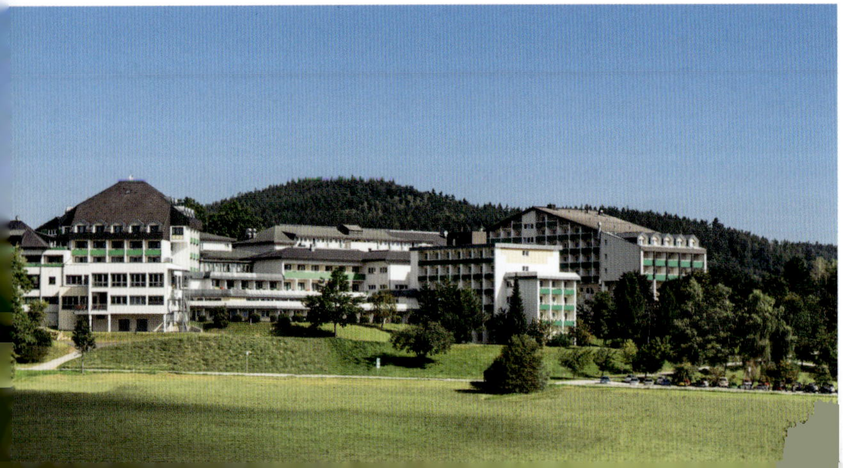

Neben einer medikamentösen Behandlung kommen verschiedene physikalische und manuelle Therapien, gesundheitspsychologische Beratungen, Workshops und Entspannungstrainings zum Einsatz.

Wirbelsäulenzentrum „Xundheitswelt" Im Wirbelsäulenzentrum werden Patienten bei beginnenden Wirbelsäulenproblemen, aber auch bei chronischen Rückenschmerzen, akuten Schmerzzuständen sowie nach Operationen behandelt.

Maßgeschneiderte Lauf- und Bewegungskonzepte Das Angebot von Xundwärts umfasst sportmedizinische Diagnostik, Leistungstests, Programme zum Erlernen und Perfektionieren des Laufens und Nordic Walkings, ein umfangreiches Streckennetz sowie Xundwärts-Parcours zur Verbesserung koordinativer Fähigkeiten.

Xund genießen Unter diesem Motto verbindet man hier kulinarischen Genuss mit gutem Gewissen. Die Grundlage bilden regionale biologische Lebensmittel aus dem „Ökologischen Kreislauf Moorbad Harbach".

Auszeichnungen: Grüne Haube, Biozertifizierung durch Austria Bio Garantie, QMS-Reha ®, ISO 9001:2015, Gütesiegel für betriebliche Gesundheitsförderung

Moorheilbad Harbach
3970 Moorbad Harbach
Tel.: +43 2858 5255-0
info@moorheilbad-harbach.at
www.moorheilbad-harbach.at

Herz-Kreislauf-Zentrum Groß Gerungs

Der Ort, an dem Sie sich von Herzen entspannen können

Schauen Sie auf Ihr Herz

Das Herz-Kreislauf-Zentrum Groß Gerungs bietet aufgrund hoher Qualitätsstandards und langjähriger Erfahrung in der Prävention und Rehabilitation von Herz-Kreislauf-Erkrankungen ein hohes Maß an medizinischer Kompetenz. Modernste Diagnostik- und Behandlungsmethoden sowie vielfältige, individuelle Therapieprogramme bieten die idealen Voraussetzungen, um mit frischer Energie wieder in den Alltag starten zu können. Die Anwesenheit von Ärzten sowie diplomierten Gesundheits- und Krankenpflegern rund um die Uhr gewährleistet eine optimale Betreuung.

Weiters wird der Fokus auf die Verbesserung des Lebensstils – Bewegung, Ernährung und mentale Gesundheit – gelegt. Die ganzheitliche Sicht des Menschen erlaubt es, alle physischen und psychischen Aspekte zu berücksichtigen und alle medizinischen, therapeutischen und sozialen Komponenten mit einzubeziehen. Im Sinne der Ganzheitlichkeit bietet das Herz-Kreislauf-Zentrum Groß Gerungs ein besonderes Angebot: Im Rahmen des Rooming-in-Programmes haben Angehörige die Möglichkeit, beim Aufbauprozess und bei der Planung dabei zu sein.

Einen wesentlichen Beitrag zum Wohlbefinden leistet auch der Hotel- und Gastronomiebereich. Modern und freundlich eingerichtete Zimmer bieten den Patienten und Gästen Wohnkomfort mit höchsten medizinischen Sicherheitsstandards. Großer Wert wird auch auf gesunde, ausgewogene Ernährung gelegt. Patienten und Gäste erleben die Verbindung von Kulinarik, Genuss und Gesundheit und erfahren, wie „xund" zubereitetes Essen unbeschwert und mit gutem Gewissen zum Erlebnis wird. Biologische Produkte aus dem „Ökologischen Kreislauf Moorbad Harbach" bilden den Grundstock für die mit der „Grünen Haube" ausgezeichneten Küche.

Das Herz-Kreislauf-Zentrum Groß Gerungs ist Vertragspartner der österreichischen Sozialversicherungen.

Auszeichnungen:

Grüne Haube, Biozertifizierung durch Austria Bio Garantie, Gütesiegel für Top-Gesundheitsförderung

Herz-Kreislauf-Zentrum Groß Gerungs
Kreuzberg 310
3920 Groß Gerungs
Tel.: + 43 2812 8681-0
info@herz-kreislauf.at
http://www.herz-kreislauf.at

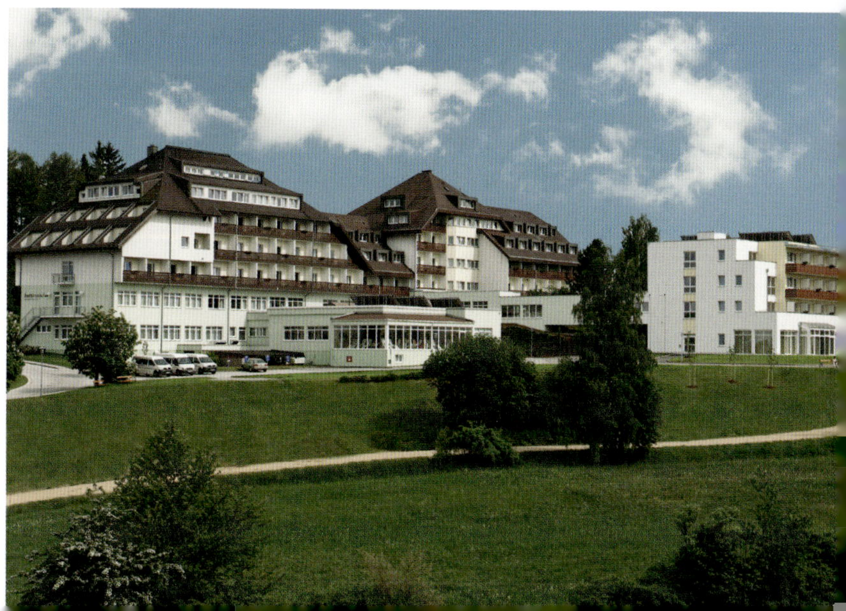

Gesundheitsresort Königsberg Bad Schönau

Ihre Gesundheit in besten Händen

Im südlichen Niederösterreich inmitten der wunderschönen Hügellandschaft der Buckligen Welt liegt das Gesundheitsresort KÖNIGSBERG Bad Schönau. Das Traditionshaus kombiniert beste medizinische Kompetenz mit einer ausgezeichneten Kulinarik und einem angenehmen Hotelambiente.

Ein ganzheitliches Konzept – Körper, Geist und Seele

Das Gesundheitsresort Königsberg begleitet seine Gäste auf dem Weg zur nachhaltigen Gesundheit. Im Rahmen der Spezialisierungen

- Gesundheitsvorsorge Aktiv (GVA)
- Erkrankungen des Stütz- und Bewegungsapparates
- Gefäßerkrankungen und Durchblutungsstörungen
- psychosoziale Rehabilitation

bietet das Gesundheitsresort einen vielseitigen Gesundheitsaufenthalt mit einem weitreichenden therapeutischen und diagnostischen Angebot.

Die Kohlensäure – Das natürliche und prickelnde Heilmittel

In Bad Schönau entströmt ein mit wertvoller Kohlensäure angereichertes Heilwasser aus mehreren Heilquellen, welches österreichweit eine einzigartige Konzentration aufweist. Dieses kostbare Heilmittel steigert nachhaltig die Durchblutung der Gefäße, wirkt gefäßerweiternd und kann die Neubildung von Blutgefäßen anregen.

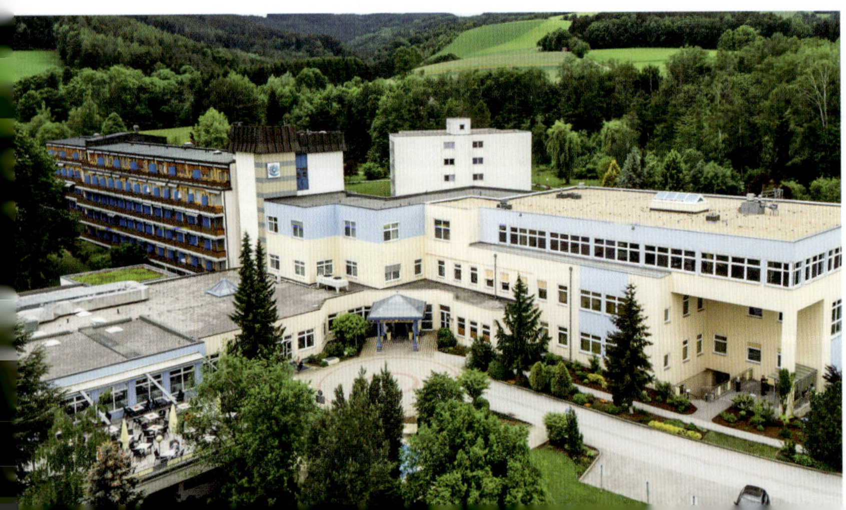

Therapie und Panorama

Der einzigartige 600 m² große Indoor-Bewegungsbereich – das Therarama – bietet den Gästen des Resorts ganzjährig die Möglichkeit, mit modernsten Geräten Kraft, Ausdauer und Koordination unter professioneller Betreuung zu trainieren.

Gesunde Kulinarik auf Haubenniveau

Neben der medizinischen Kompetenz kann das Gesundheitsresort Königsberg auch mehrere Auszeichnungen im Kulinarikbereich aufweisen. Nach dem Motto „Die Bucklige Welt vereint in einem Kochtopf" ist das Resort darauf bedacht, vorwiegend regionale und biologische Produkte zu verwenden.

Profitieren Sie von 40 Jahren Erfahrung im Gesundheitsresort und genießen Sie Gesundheit, Kulinarik und Wohlfühlambiente auf höchstem Niveau.

Auszeichnungen:

Grüne Haube, Biozertifizierung durch Austria Bio Garantie

Gesundheitsresort Königsberg Bad Schönau
Am Kurpark 1, 2853 Bad Schönau
Tel.: +43 2646 8251-0
info@gkbs.at
www.koenigsberg-bad-schoenau.at

Badener Hof

Das Gesundheits- und Kurhotel

Baden bei Wien ist vielen ein Begriff, war es doch bereits zu k. u. k. Zeiten ein beliebter Kurort. Nun wird die altbewährte Kurtradition mit Gesundheitskompetenz auf höchstem Niveau vereint. Inmitten der reizenden Altstadt Badens befindet sich der Badener Hof – das Gesundheits- und Kurhotel Badens, das anspruchsvollen Gästen eine Unterkunft der gehobenen Kategorie verspricht. Gleichzeitig kann man sich der Schwefelwasserkur und weiteren bewährten Therapien unterziehen oder in der direkt verbundenen Römertherme Baden erholen.

Im Mittelpunkt der Heiltradition des Badener Hofes steht das Badener Schwefelheilwasser. Das sogenannte „Gelbe Gold" wird vor allem bei rheumatischen Erkrankungen und Beeinträchtigungen des Bewegungsapparates – sowohl durch Bäder als auch Schlammkuren – erfolgreich angewendet. Als Trinkkur findet es bei Erkrankungen der Verdauungsorgane Anwendung. Neben den bewährten Therapien, wie beispielsweise Schwefelschlammauflagen, Schwefelbädern, Massagen, Physiotherapie und diversen Elektroanwendungen, bietet das – im Badener Kurzentrum untergebrachte – Wirbelsäulenkompetenzzentrum neue, zukunftsweisende Anwendungen. Hier werden das DAVID Wirbelsäulenkonzept, die Stoßwellentherapie und der Spineliner für Vorsorge und Behandlung von Wirbelsäulenproblemen eingesetzt.

Studien haben zudem noch weitere ungeahnte Kräfte des Schwefelwassers nachgewiesen. So verfügt das Badener Schwefelheilwasser über eine ausgezeichnete antioxidative Wirkung und kann einen wertvollen Beitrag in der Prävention chronischer Zivilisationserkrankungen und einen Beitrag zur Senkung des „schädlichen" LDL-Cholesterins leisten.

Die kompetente medizinische und therapeutische Behandlung, die Betreuung durch freundliche Mitarbeiter, eine gesunde, wohlschmeckende Küche und eine stilvolle und angenehme Atmosphäre tragen zur Gesundwerdung und Erholung bei.

Unsere medizinischen Kompetenzen:

- Gesundheitsvorsorge Aktiv (GVA) und Kur für Beschwerden des Stütz- und Bewegungsapparates
- Wiederherstellung nach Operationen an Wirbelsäule, Knie, Hüfte und Schultern
- Rheumatische Erkrankungen

Auszeichnungen:

Grüne Haube, Biozertifizierung durch Austria Bio Garantie

Badener Hof
Badener KurbetriebsgesmbH
Pelzgasse 30
2500 Baden bei Wien
Tel.: +43 2252 48580
info@badenerhof.at, www.badenerhof.at
www.badener-kurzentrum.at, www.roemertherme.at

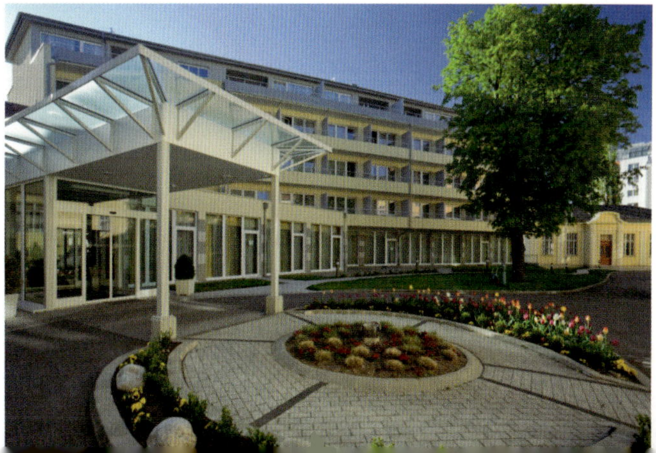

Lebens.Resort Ottenschlag

Gesund im Gleichgewicht

Fachlichen Rat und kompetente Unterstützung zur Modifikation des persönlichen Lebensstils und damit zur Verbesserung der Gesundheit bietet das Lebens.Resort Ottenschlag im Waldviertel. Rund um die Lebensstilfaktoren Ernährung, Bewegung und mentale Gesundheit gibt es die jeweils passenden Angebote. Ziel ist es, jene Menschen zu unterstützen, deren Gesundheit aus dem Lot geraten ist oder zu kippen droht.

Im **Zentrum für psychosoziale Gesundheit** haben Menschen mit psychischen Belastungen im Rahmen eines Rehabilitationsaufenthaltes die Möglichkeit, neue Lebensperspektiven zu finden und den Umgang mit beruflichen und privaten Anforderungen zu erlernen.

Im Rahmen eines Stoffwechsel-Rehabilitationsaufenthaltes spielt eine Änderung von Lebensstil und Perspektiven eine wichtige Rolle – auch bei der Behandlung von chronischen Beschwerden wie Diabetes mellitus (Zuckerkrankheit) oder Fettstoffwechselstörungen. Das Ziel ist, die eigene Lebensqualität und Gesundheit soweit wie möglich selbst beeinflussen und verbessern zu können.

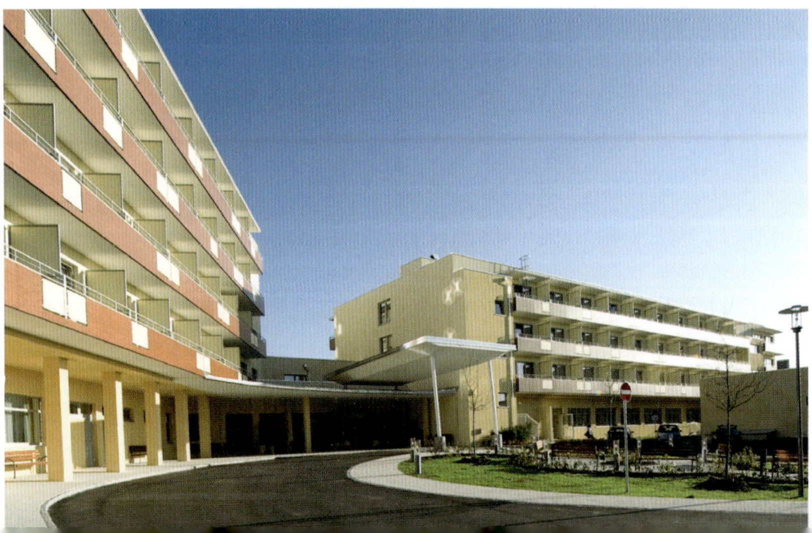

Ein gesunder Lebensstil ist auch ein wichtiges Ziel des Programms der Pensionsversicherung **„Gesundheitsvorsorge Aktiv"**. Dabei steht neben der Steigerung der Beweglichkeit und Leistungsfähigkeit vor allem die Verbesserung der Lebensstilfaktoren Bewegung, mentale Gesundheit und Ernährung im Mittelpunkt. Ziel ist es, das Erlernte gut im Alltag umsetzen zu können und so Beschwerden vorzubeugen.

Wohlfühlen und „xund" genießen: Unter dem Leitspruch „Xund genießen" werden aus regionalen biologischen Produkten des „Ökologischen Kreislaufs Moorbad Harbach" „xunde" Köstlichkeiten zubereitet. Das Lebens.Resort Ottenschlag wurde für seine hohen Ansprüche an eine vollwertige und naturbelassene Kost mit der „Grünen Haube" ausgezeichnet. Im stilvollen Wohlfühlbereich finden Gäste Zeit zur Entspannung. Gut beschilderte „Xundwärts"-Routen und Langlaufloipen laden zur Bewegung in der Natur des Waldviertels ein.

Auszeichnungen: Grüne Haube, Biozertifizierung durch Austria Bio Garantie, QMS-Reha®, ISO 9001:2015, Gütesiegel für betriebliche Gesundheitsförderung

Lebens.Resort Ottenschlag
Xundheitsstraße 1
3631 Ottenschlag
Tel.: +43 2872 20 0 20
info@lebensresort.at
www.lebensresort.at

Lebens.Med Zentrum St. Pölten

Reha – Mitten im Leben.

Das Lebens.Med Zentrum St. Pölten bietet ambulante Rehabilitation in sechs Indikationen:

- Orthopädie (Erkrankungen des Bewegungs- und Stützapparates)
- Kardiologie (Erkrankungen des Herz-Kreislauf-Systems)
- Stoffwechsel (Erkrankungen des Stoffwechselsystems und des Verdauungsapparates)
- Neurologie (Erkrankungen des Nervensystems)
- Pulmologie (Erkrankungen der Atmungsorgane)
- Onkologie (Krebserkrankungen)

Das Rehabilitationsprogramm richtet sich an Menschen, für die es aufgrund familiärer oder beruflicher Verpflichtungen nicht oder nur schwer möglich ist, einen mehrwöchigen stationären Aufenthalt in Anspruch zu nehmen. Zudem besteht die Möglichkeit, Rehabilitationserfolge zu vervollständigen und nachhaltig zu stabilisieren. Abhängig von der Grunderkrankung wird von einem multiprofessionellen Team ein individuelles Therapieprogramm zusammengestellt.

Mit der ambulanten Rehabilitation soll eine körperliche, psychische und soziale „Wiederherstellung" erreicht werden, damit die größtmögliche Eigenaktivität und selbstständige Lebensgestaltung (wieder) möglich wird. Zudem wird eine nachhaltige Reduktion der Symptome angestrebt. Die Patienten bleiben in ihrem gewohnten Umfeld, profitieren aber somit langfristig von den innovativen Behandlungskonzepten. Ressourcen und Potenziale können so neu entdeckt oder wieder erkannt werden.
Auszeichnungen: QMS-Reha®, ISO 9001:2015

Lebens.Med Zentrum St. Pölten
Kremser Landstraße 19
3100 St. Pölten
Tel.: +43 2742 31400
info@lebensmed-sanktpoelten.at

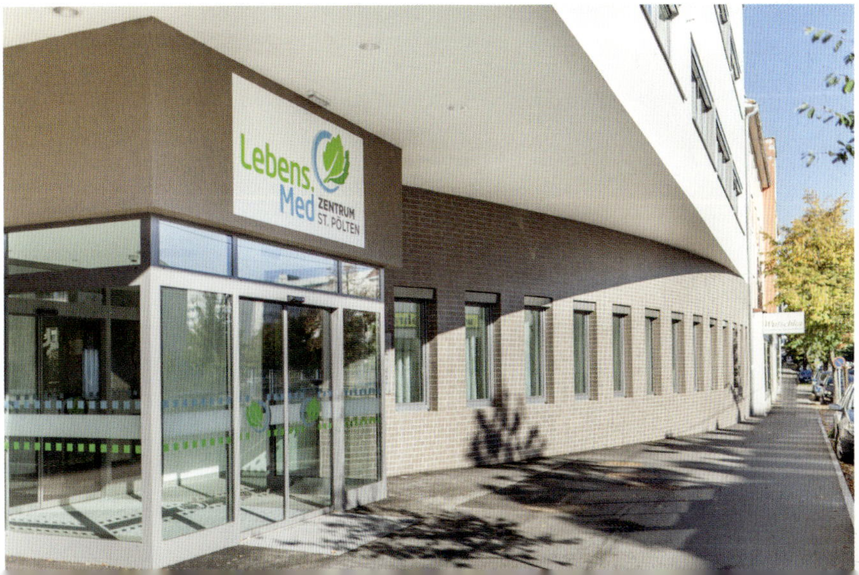

Lebens.Med Zentrum Bad Erlach

Kraft tanken für neue Lebensqualität

In den Ausläufen der Buckligen Welt im südlichen Niederösterreich liegt das Lebens.Med Zentrum Bad Erlach. In ruhigem Ambiente wird hier Menschen, die ihre primäre Krebsbehandlung abgeschlossen haben, eine hochwirksame Rehabilitation zur Verbesserung ihres allgemeinen Gesundheitszustandes geboten.

Das Behandlungskonzept setzt dabei gleichermaßen auf die körperliche, psychische und soziale Rehabilitation, um den Wiedereinstieg in den privaten und beruflichen Alltag zu erleichtern.

Durch die onkologischen Rehabilitation im Lebens.Med Zentrum Bad Erlach werden die Symptome, die durch die Krebserkrankung und ihre Behandlung entstanden sind, reduziert. Aktivität und Leistungsfähigkeit werden gefördert und es gibt eine effektive Unterstützung im Umgang mit der Erkrankung.

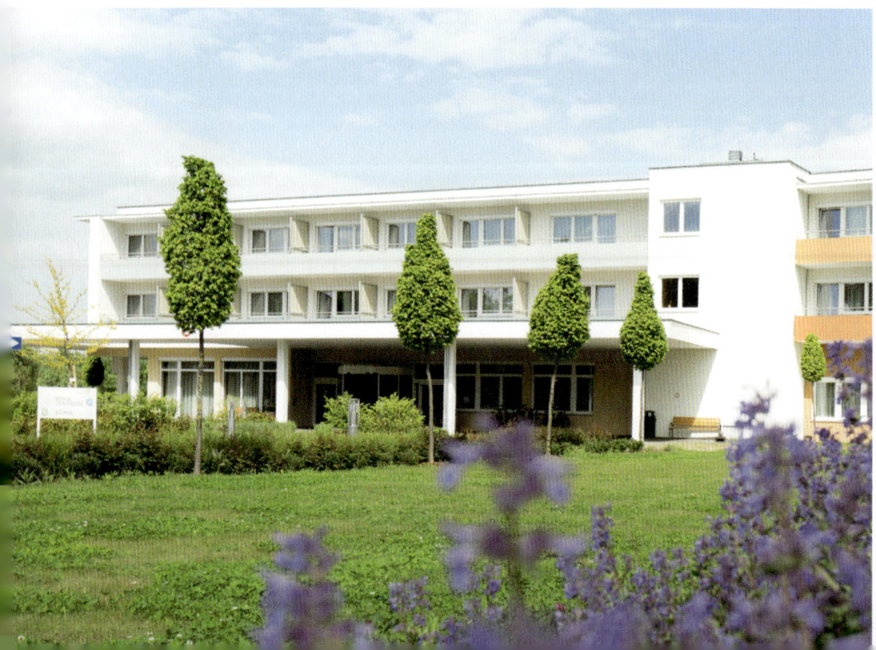

In der angeschlossenen Lebens.Med Klinik werden auf zwei interdisziplinären Bettenstationen Patienten der NÖ Landeskliniken Holding betreut.

Im Lebens.Med Zentrum Bad Erlach wird großen Wert auf die individuelle Behandlung der Patienten gelegt – der Mensch mit seinen Bedürfnissen steht im Mittelpunkt und erhält die Möglichkeit, Kraft für eine neue Lebensqualität zu tanken. Das Leben soll somit (wieder) in allen Facetten spürbar und erlebbar gemacht werden.

Auszeichnungen: QMS-Reha®, ISO 9001:2015

Lebens.Med Zentrum Bad Erlach
Beste-Gesundheit-Platz 1
2822 Bad Erlach
Tel.: +43 2627 81300
info@lebensmed-baderlach.at